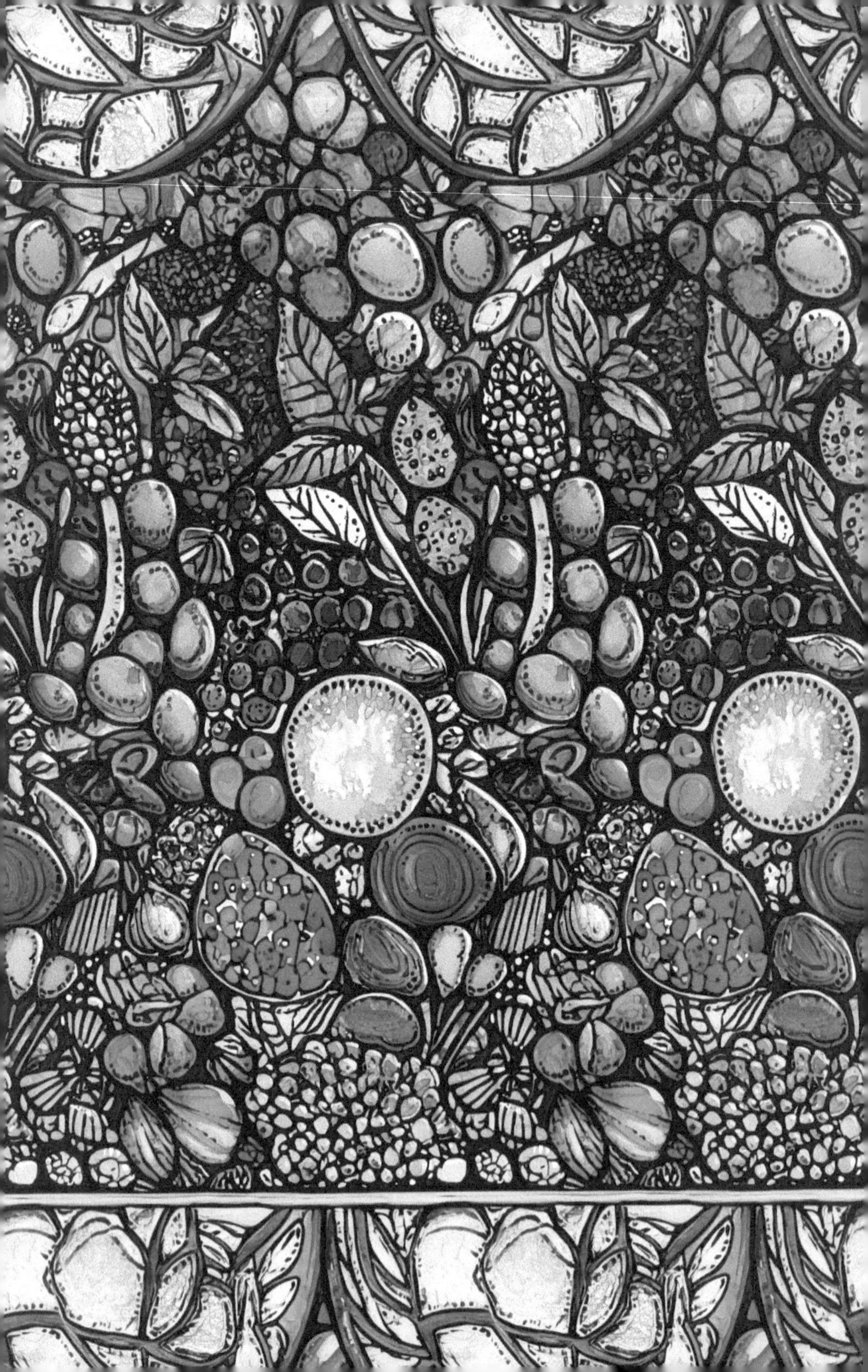

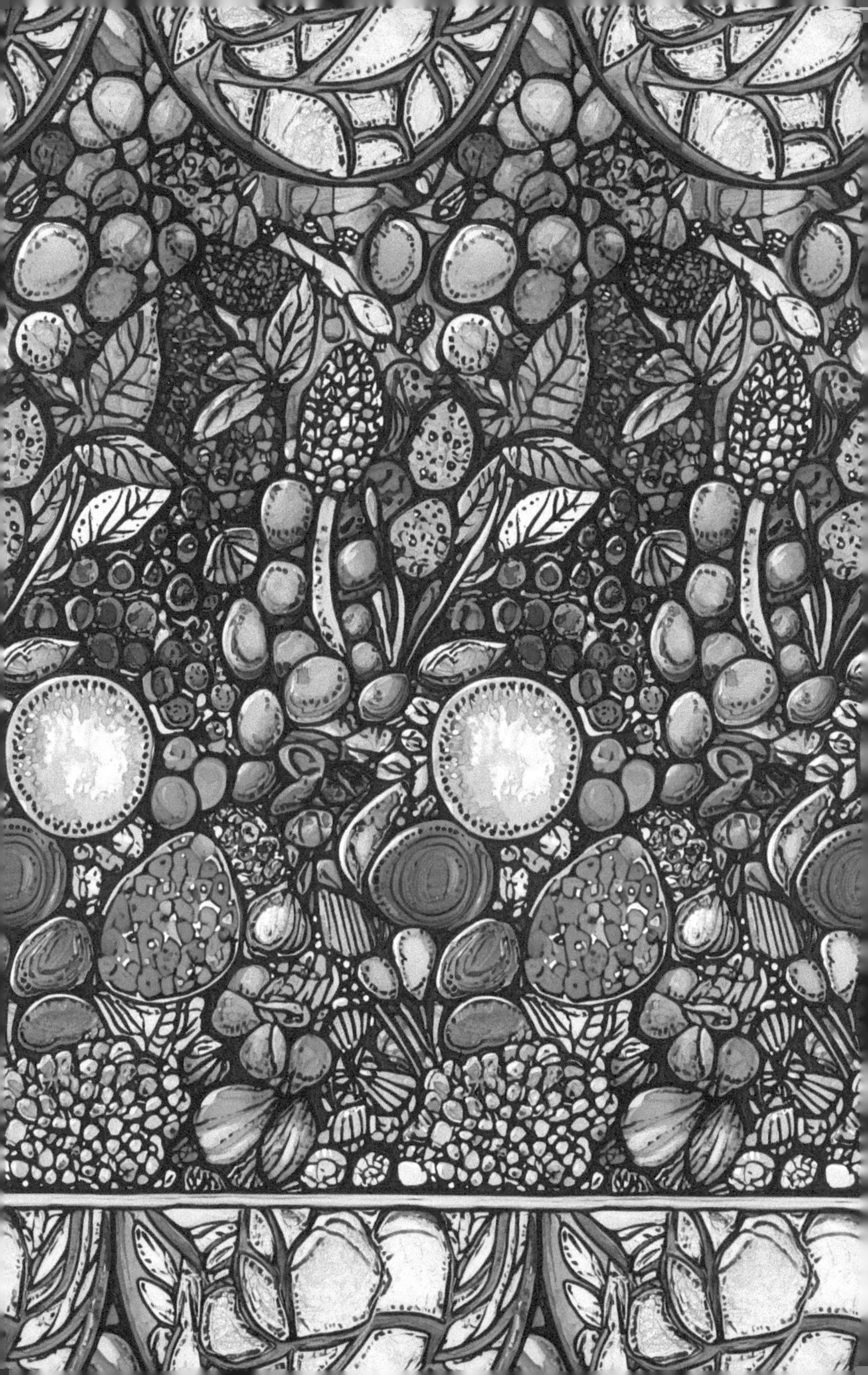

Impressão legal

Saage Media GmbH
c/o SpinLab – The HHL Accelerator
Spinnereistraße 7
04179 Leipzig, Germany
E-Mail: contact@SaageMedia.com
Web: www.SaageMedia.com
Commercial Register: Local Court Leipzig, HRB 42755 (Handelsregister: Amtsgericht Leipzig, HRB 42755)
Managing Director: Rico Saage (Geschäftsführer)
VAT ID Number: DE369527893 (USt-IdNr.)

Editora: Saage Media GmbH
Publicação: 02.2025
Design da capa: Saage Media GmbH
ISBN Capa mole (pt): 978-3-384-53308-1
ISBN Ebook (pt): 978-3-384-53309-8

Legal / Avisos

Os links externos e referências às fontes listados neste livro foram verificados no momento da publicação. O autor não tem influência sobre os designs e conteúdos atuais e futuros das páginas vinculadas. O fornecedor do site vinculado é o único responsável por conteúdos ilegais, incorretos ou incompletos, bem como por danos decorrentes do uso ou não uso das informações, não quem se refere à respectiva publicação através de links. Todas as fontes externas utilizadas estão listadas na bibliografia. Apesar do cuidadoso controle de conteúdo, não assumimos responsabilidade pelo conteúdo de fontes externas. Os operadores das fontes citadas são os únicos responsáveis pelo seu conteúdo. Imagens e fontes de terceiros são marcadas como tal. A reprodução, processamento, distribuição e qualquer tipo de exploração fora dos limites dos direitos autorais requerem o consentimento por escrito do respectivo autor ou criador.
Este livro foi traduzido do alemão. Desvios do original ou erros de tradução não podem ser completamente descartados. Todas as fontes citadas no livro estão disponíveis em inglês. Não nos responsabilizamos por quaisquer imprecisões ou mal-entendidos de conteúdo que possam surgir através da tradução.
Os dados nos diagramas que não estão explicitamente marcados com uma fonte não são baseados em estudos, mas são suposições não vinculativas para melhor visualização.
Este livro foi criado usando Inteligência Artificial (IA) e outras ferramentas. Entre outras coisas, foram utilizadas ferramentas para pesquisa, escrita/edição e geração de ilustrações decorativas. Apesar do controle, os erros não podem ser completamente descartados. Gostaríamos de enfatizar que o uso de IA serve como uma ferramenta de suporte para proporcionar aos nossos leitores uma experiência de leitura de alta qualidade e inspiradora.

As referências e citações contidas neste livro foram cuidadosamente pesquisadas e reproduzidas em seu sentido. A interpretação e apresentação do conteúdo citado reflete a visão do autor e não necessariamente corresponde à intenção ou opinião dos autores originais. Em citações contextuais, as principais declarações das fontes originais foram incorporadas ao contexto desta obra de acordo com o melhor conhecimento e consciência, mas podem diferir das formulações e nuances de significado originais devido à transferência e simplificação. Todas as fontes utilizadas estão listadas completamente na bibliografia e podem ser consultadas no original. A responsabilidade pela interpretação e incorporação contextual do conteúdo citado é do autor deste livro. Para questões científicas e informações detalhadas, recomenda-se consultar as fontes originais. O autor se esforçou para apresentar assuntos científicos complexos de forma compreensível. Simplificações e generalizações não podem ser excluídas. Nenhuma garantia pode ser dada quanto à precisão técnica e completude das apresentações simplificadas. A reprodução contextual de citações e descobertas científicas é feita conscienciosamente em conformidade com o direito de citação de acordo com § 51 da Lei de Direitos Autorais e todas as disposições relevantes de direitos autorais de outros países. Na simplificação, transferência e possível tradução de conteúdo científico para uma linguagem geralmente compreensível, nuances de significado e detalhes técnicos podem ser perdidos. O autor não reivindica direitos sobre as obras citadas e respeita todos os direitos autorais dos autores originais. Se for identificado um uso não autorizado, o autor solicita notificação para tomar as medidas apropriadas. Para fins acadêmicos e uso como referência científica, recomenda-se expressamente recorrer às fontes originais. A apresentação simplificada serve exclusivamente para informação científica popular.

As informações contidas neste livro sobre nutrição autoimune e medicina nutricional foram cuidadosamente pesquisadas e compiladas da melhor maneira possível. No entanto, erros não podem ser completamente excluídos. As recomendações e conceitos nutricionais apresentados não substituem a orientação médica profissional, diagnóstico ou tratamento. Consulte seu médico ou um nutricionista qualificado antes de iniciar qualquer mudança na dieta, especialmente se você já estiver tomando medicamentos ou tiver problemas de saúde. Doenças autoimunes são quadros clínicos complexos que podem se manifestar de maneira muito diferente em cada indivíduo. As abordagens nutricionais descritas podem ter um efeito de suporte, mas não garantem sucesso na cura. Não se pode assumir responsabilidade por eventuais danos à saúde resultantes da aplicação das recomendações nutricionais apresentadas. A pesquisa médica está em constante evolução. No momento da impressão, todas as informações estão de acordo com o estado atual da ciência, mas podem mudar com novas descobertas. Todas as marcas e nomes de produtos mencionados no livro estão sujeitos à proteção de marcas registradas, marcas ou direitos de patente de seus respectivos proprietários. Estudos e fontes científicas utilizados estão listados no apêndice.

Bendis Saage

Nutrição e Doenças Autoimunes: Guia Completo de Alimentação Terapêutica

Estratégias nutricionais práticas para controle da inflamação, fortalecimento do sistema imunológico e melhoria da saúde intestinal

76 Fontes
45 Diagramas
86 Imagens
7 Ilustrações

Queridos leitores,

agradecemos de coração por terem escolhido este livro. Com a vossa escolha, não só nos deram a vossa confiança, mas também parte do vosso precioso tempo. Agradecemos muito.

Doenças autoimunes afetam milhões de pessoas e as colocam diariamente diante de desafios relacionados à alimentação. Este livro especializado oferece uma visão fundamentada sobre as interações entre alimentação e reações autoimunes. Ele demonstra como dietas anti-inflamatórias, desde a paleo até a mediterrânea, podem ser utilizadas de forma direcionada para aliviar sintomas. Através de orientações práticas, dicas de compras e receitas adequadas ao dia a dia, você aprenderá a otimizar sua alimentação passo a passo. São considerados tanto os fundamentos da nutrição clínica quanto as mais recentes descobertas científicas. O livro combina conhecimento teórico com recomendações práticas e apoia você no desenvolvimento de sua estratégia alimentar individual. Utilize este guia prático como um companheiro em sua jornada rumo a uma alimentação que promove a saúde.

Este guia fornece informações compreensíveis e práticas sobre um tópico complexo. Graças a ferramentas digitais desenvolvidas internamente que também utilizam redes neurais, pudemos realizar pesquisas extensivas. O conteúdo foi estruturado de forma ideal e desenvolvido até a versão final para fornecer uma visão geral bem fundamentada e facilmente acessível. O resultado: você obtém uma visão abrangente e se beneficia de explicações claras e exemplos ilustrativos. O design visual também foi otimizado por meio deste método avançado para que você possa captar e usar as informações rapidamente.

Nos esforçamos pela máxima precisão, mas agradecemos qualquer indicação de possíveis erros. Visite nosso site para encontrar as últimas correções e adições a este livro. Estas também serão incorporadas em edições futuras.

Esperamos que goste de ler e descubra coisas novas! Se tiver sugestões, críticas ou perguntas, aguardamos seu feedback. Somente através da troca ativa com vocês, leitores, as futuras edições e obras poderão se tornar ainda melhores. Mantenha-se curioso!

Bendis Saage

Saage Media GmbH - Equipe

- www.SaageBooks.com/pt
- support@saagemedia.com
- Spinnereistraße 7 - c/o SpinLab – The HHL Accelerator, 04179 Leipzig, Germany

Acesso rápido ao conhecimento

Para garantir uma experiência de leitura ideal, gostaríamos de familiarizá-lo com as principais características deste livro:

- **Estrutura Modular:** Cada capítulo é independente e pode ser lido separadamente dos outros.
- **Pesquisa Aprofundada:** Todos os capítulos são baseados em pesquisa minuciosa e são apoiados por referências científicas. Os dados mostrados nos diagramas servem para melhor visualização e são baseados em suposições, não nos dados fornecidos nas fontes. Uma lista abrangente de fontes e créditos de imagem pode ser encontrada no apêndice.
- **Terminologia Clara:** Termos técnicos sublinhados são explicados no glossário.
- **Resumos dos Capítulos:** No final de cada capítulo, você encontrará resumos concisos que fornecem uma visão geral dos pontos principais.
- **Recomendações Concretas:** Cada subcapítulo conclui com uma lista de conselhos específicos para ajudá-lo a colocar em prática o que aprendeu.

Materiais bônus adicionais em nosso site

Em nosso site, planejamos disponibilizar os seguintes materiais exclusivos:

- Conteúdo bônus e capítulos adicionais
- Um resumo geral compacto
- Uma versão em radionovela. (Em planejamento)

O site está atualmente em construção.

www.SaageBooks.com/pt/
nutricao_em_doencas_autoimunes-bonus-P4MGBG

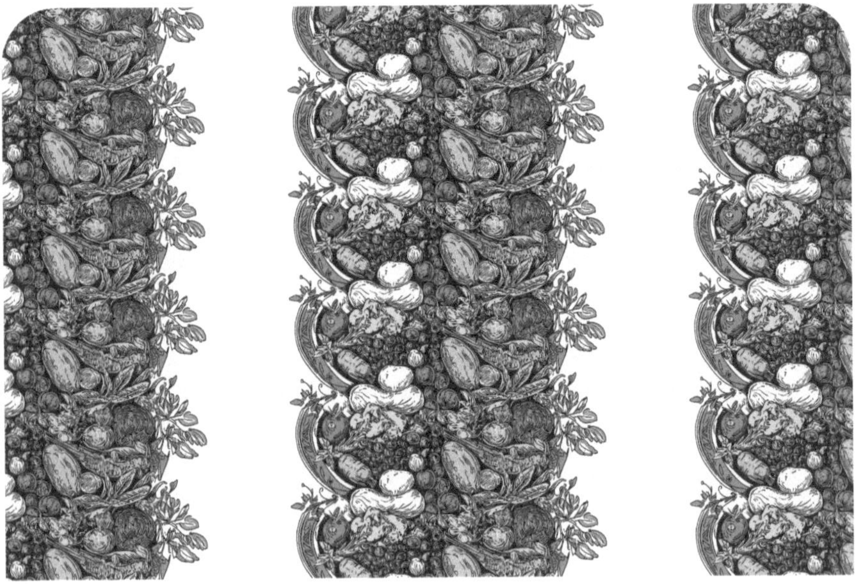

Índice

- 1. Fundamentos da Nutrição Autoimune
  - 1. 1 Princípios da Medicina Nutricional
    - Relação entre nutrição e sistema imunológico
    - Modo de ação dos alimentos anti-inflamatórios
    - Importância da saúde intestinal
  - 1. 2 Padrões Alimentares Anti-inflamatórios
    - Dietas com foco Paleo
    - Dieta Mediterrânea
    - Dietas tradicionais de cura
  - 1. 3 Necessidades Nutricionais em Doenças Autoimunes
    - Minerais essenciais
    - Vitaminas importantes
    - Fitoquímicos

- 2. Implementação Prática no Dia a Dia
  - 2. 1 Planejamento das Refeições
    - Variações de café da manhã
    - Refeições principais
    - Lanche
  - 2. 2 Compras e Armazenamento
    - Guia de compras sazonais
    - Armazenamento de alimentos anti-inflamatórios
    - Conservação
  - 2. 3 Técnicas de Cozinha
    - Preparação cuidadosa
    - Métodos de cozimento que preservam os nutrientes
    - Preparação eficiente em termos de tempo

- 3. Seleção de Alimentos
  - 3. 1 Alimentos Recomendados
    - Vegetais e ervas
    - Fontes de proteína de alta qualidade
    - Fontes saudáveis de gordura
  - 3. 2 Alimentos Críticos
    - Fatores desencadeantes comuns
    - Alérgenos ocultos
    - Aditivos problemáticos
  - 3. 3 Alternativas Saudáveis
    - Adoçantes naturais
    - Alternativas sem glúten para grãos
    - Substitutos do leite

- 4. Estratégias de Terapia Nutricional
  - 4. 1 Mudança de dieta em fases
    - Fase de preparação
    - Fase de implementação
    - Fase de manutenção
  - 4. 2 Alívio dos sintomas
    - Medidas anti-inflamatórias
    - Suporte digestivo
    - Fortalecimento do sistema imunológico
  - 4. 3 Acompanhamento Médico Nutricional
    - Monitoramento terapêutico
    - Adaptação da terapia nutricional
    - Documentação do progresso

- 5. Otimização Nutricional Sustentável
  - 5. 1 Estratégias Nutricionais de Longo Prazo
    - Mudança alimentar permanente
    - Suprimento nutricional balanceado
    - Prevenção de deficiências
  - 5. 2 Gerenciamento do Estresse por Meio da Nutrição
    - Alimentos calmantes
    - Estabilização dos níveis de açúcar no sangue
    - Suporte adrenal
  - 5. 3 Controle de Sucesso
    - Observação da melhora dos sintomas
    - Otimização dos valores laboratoriais
    - Adaptação da dieta
- Fontes
- Fontes de imagem

1. Fundamentos da Nutrição Autoimune

Por que nosso sistema imunológico às vezes reage contra o próprio corpo, e qual é o papel da nossa alimentação diária nesse processo? A resposta reside na complexa interação entre os alimentos e nosso sistema imunológico, que vai muito além da mera ingestão de calorias. Pesquisas modernas mostram que certos alimentos podem promover ou inibir processos inflamatórios. Os nutrientes adequados, por outro lado, apoiam a autorregulação do sistema imunológico e podem aliviar desconfortos. Neste capítulo, você descobrirá as bases científicas de uma terapia nutricional direcionada para doenças autoimunes.

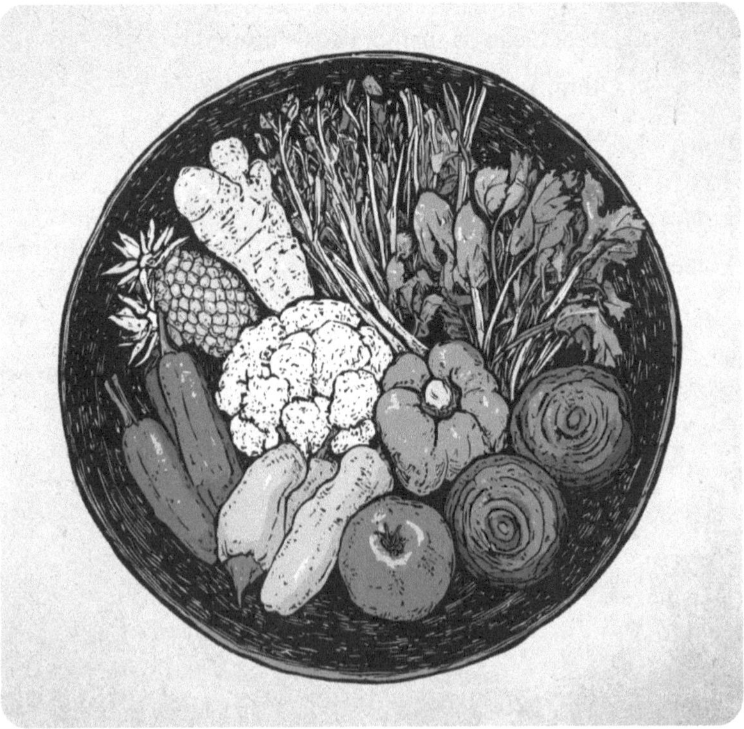

1. 1 Princípios da Medicina Nutricional

Os princípios da medicina nutricional formam a base de qualquer estratégia alimentar para doenças autoimunes. A adequada ingestão de nutrientes influencia significativamente o sistema imunológico e a saúde intestinal, que desempenham um papel central nas doenças autoimunes. Uma alimentação desequilibrada pode promover inflamações e agravar os sintomas, enquanto uma mudança alimentar direcionada pode aliviar os desconfortos e aumentar o bem-estar. Descubra a seguir como suas escolhas alimentares podem impactar positivamente sua saúde.

Uma alimentação equilibrada e uma flora intestinal saudável são essenciais para um sistema imunológico funcional e podem reduzir inflamações, que desempenham um papel central nas doenças autoimunes.

Relação entre nutrição e sistema imunológico

A nutrição influencia significativamente o sistema imunológico, fornecendo a disponibilidade de nutrientes necessários para o desenvolvimento e funcionamento das células imunológicas. Uma ingestão inadequada de certos nutrientes pode enfraquecer a resposta imunológica e aumentar a suscetibilidade a infecções. Por exemplo, a deficiência de vitamina D pode reduzir as defesas do organismo. [s1] Este vínculo é especialmente relevante para pessoas com sistema imunológico enfraquecido, como pacientes com HIV. Aqui, uma ingestão adequada de nutrientes é importante para apoiar a eficácia dos medicamentos e prevenir infecções. [s2] Além da quantidade de nutrientes, a qualidade deles também é crucial. Vitaminas, ácidos graxos ômega-3 e polifenóis podem modular a função imunológica e, assim, fortalecer as defesas do organismo. [s1] Outro aspecto importante na relação entre nutrição e sistema imunológico é a saúde intestinal. O intestino abriga a maior parte das células imunológicas e desempenha um papel crucial na defesa contra patógenos. A alimentação influencia a composição da flora intestinal (microbiota), que, por sua vez, regula a resposta imunológica. [s1] Uma dieta desequilibrada pode levar a uma perturbação da flora intestinal e, consequentemente, a um aumento da tendência inflamatória no corpo. Inflamações crônicas, por sua vez, podem aumentar o risco de várias doenças, incluindo câncer. [s1] Em doenças autoimunes, nas quais o sistema imunológico ataca erroneamente as células do próprio corpo, uma mudança dietética direcionada pode ajudar a reduzir inflamações e aliviar sintomas. Através da exclusão intencional de certos alimentos e sua reintrodução gradual, é possível identificar quais alimentos provocam reações inflamatórias e quais promovem a saúde intestinal. [s3] Um "intestino permeável" pode intensificar inflamações em doenças autoimunes, e uma dieta adaptada pode ajudar a melhorar essa condição. [s3] Em resumo, uma dieta equilibrada, rica em vitaminas, minerais, ácidos graxos ômega-3 e polifenóis, forma a base para um sistema imunológico forte. Uma alimentação amigável ao intestino, com muitas frutas, vegetais e fibras, apoia uma flora intestinal saudável e pode reduzir inflamações. Em certas condições, como HIV ou doenças autoimunes, uma mudança dietética direcionada pode apoiar a terapia e melhorar a qualidade de vida. Aqueles que sofrem de uma doença autoimune devem buscar orientação profissional para desenvolver uma estratégia alimentar individualizada.

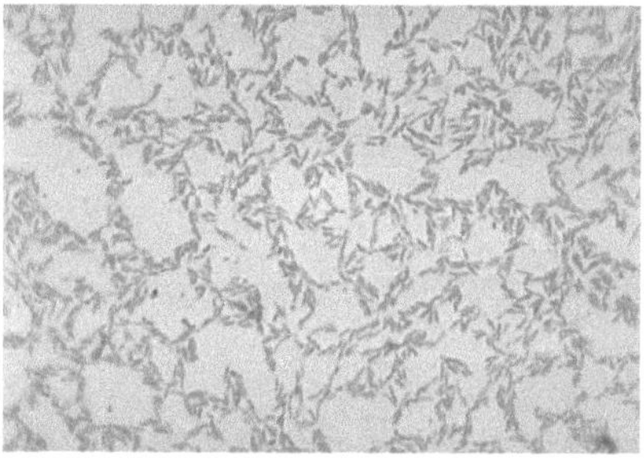

Microbiota [i1]

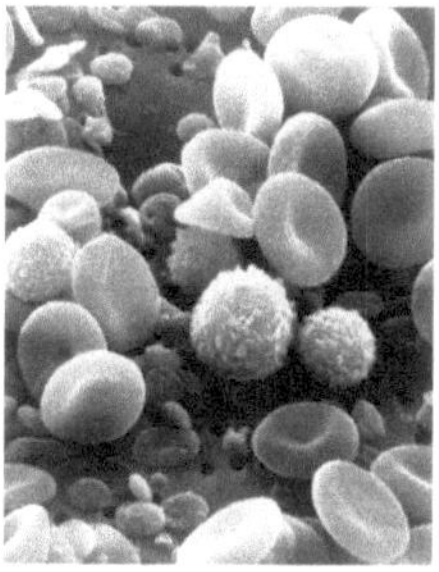

célula imunitária [i2]

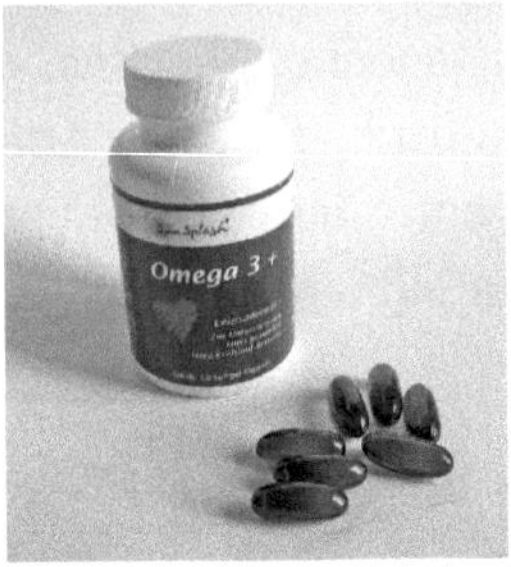

Ácidos gordos ómega-3 [i3]

Bom saber

Doenças Autoimunes

Doenças autoimunes são condições em que o sistema imunológico ataca erroneamente as células e tecidos do próprio corpo. Exemplos de doenças autoimunes incluem esclerose múltipla, doença de Crohn e artrite reumatoide. Uma mudança dietética direcionada pode ajudar a reduzir inflamações e aliviar os sintomas das doenças autoimunes.

Intestino Permeável

Um "intestino permeável" (síndrome do intestino permeável) é uma condição em que a mucosa intestinal se torna mais permeável, permitindo que substâncias que normalmente deveriam permanecer no intestino entrem na corrente sanguínea. Isso pode promover inflamações no corpo e contribuir para vários problemas de saúde, incluindo doenças autoimunes. Uma dieta adaptada pode ajudar a fortalecer a mucosa intestinal e reduzir a permeabilidade.

Minerais

Minerais são nutrientes inorgânicos que o corpo necessita para várias funções, incluindo a formação de ossos e dentes, a regulação do equilíbrio hídrico e a função do sistema nervoso. Uma ingestão adequada de minerais é importante para um sistema imunológico forte e a prevenção de doenças crônicas.

Impacto das Mudanças na Dieta sobre os Marcadores Inflamatórios

Ilustra a correlação entre intervenções dietéticas e resposta inflamatória em um paciente hipotético.

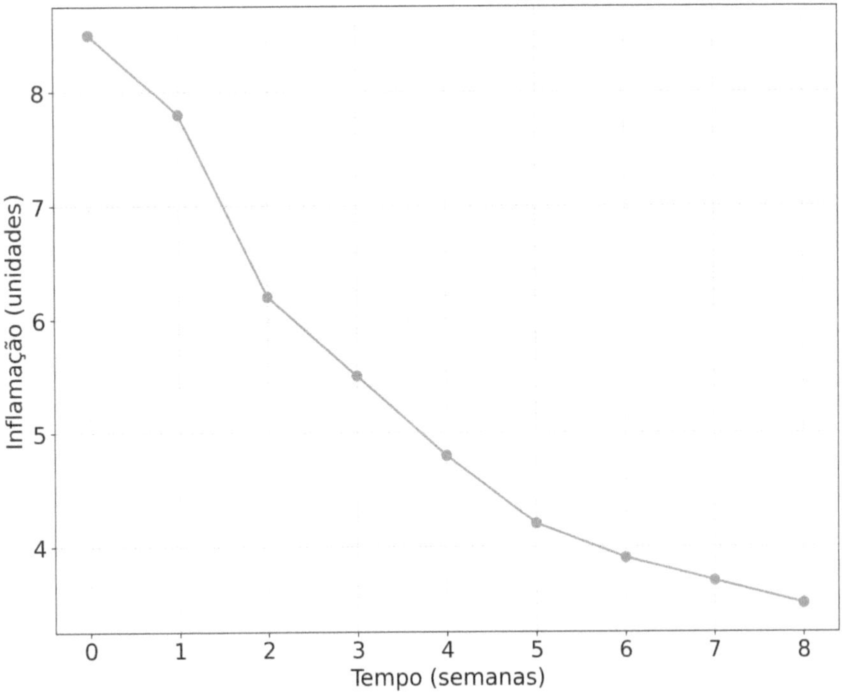

O gráfico demonstra uma diminuição notável nos marcadores inflamatórios após a implementação de uma dieta de eliminação. Isso sugere uma correlação positiva entre ajustes dietéticos e uma redução na inflamação, indicando potencialmente uma regulação imunológica aprimorada. Mais investigação é necessária para identificar alimentos desencadeantes específicos e otimizar o manejo dietético a longo prazo.

Modo de ação dos alimentos anti-inflamatórios

Alimentos anti-inflamatórios atuam influenciando os processos inflamatórios do corpo de maneiras multifacetadas. Eles fornecem nutrientes que intervêm diretamente no metabolismo inflamatório. Substâncias vegetais bioativas, como as encontradas em frutas e vegetais, podem, por exemplo, inibir a atividade de enzimas que promovem a inflamação. [s4] Além disso, dietas anti-inflamatórias, como a descrita na fonte [s5], promovem a diversidade da flora intestinal. Uma microbiota equilibrada produz ácidos graxos de cadeia curta, que, por sua vez, fortalecem a barreira intestinal e reduzem a entrada de substâncias que desencadeiam inflamação na corrente sanguínea. Outro mecanismo de ação reside na redução do estresse oxidativo por meio da ingestão de antioxidantes. Estes protegem as células contra danos causados por radicais livres, que favorecem processos inflamatórios. Assim, frutas vermelhas, ricas em antioxidantes, podem ajudar a atenuar a inflamação no corpo. O foco em alimentos não processados dentro de conceitos de dieta anti-inflamatória também minimiza a ingestão de aditivos e gorduras trans, que também podem promover inflamação. [s4] A fase de eliminação mencionada na fonte [s6] da Dieta do Protocolo Autoimune (AIP) ilustra essa abordagem, excluindo inicialmente grupos alimentares potencialmente inflamatórios, como grãos e laticínios. A reintrodução gradual permite a identificação de intolerâncias individuais e apoia o desenvolvimento de uma estratégia alimentar personalizada e de longo prazo. [s5] Essa combinação de fornecimento direcionado de nutrientes, promoção da saúde intestinal e evitação de substâncias inflamatórias forma a base para o efeito positivo dos alimentos anti-inflamatórios.

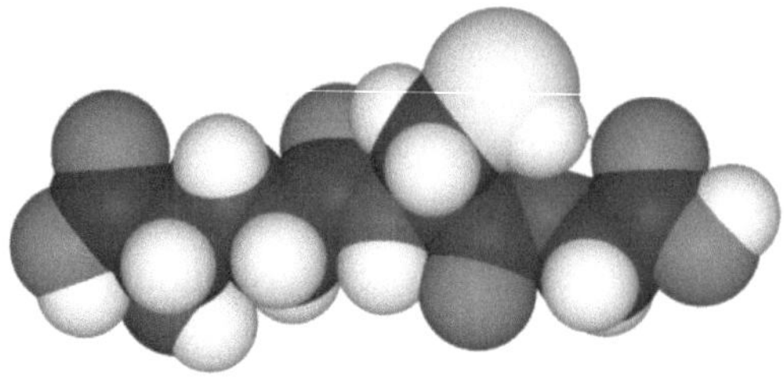

Antioxidantes [i4]

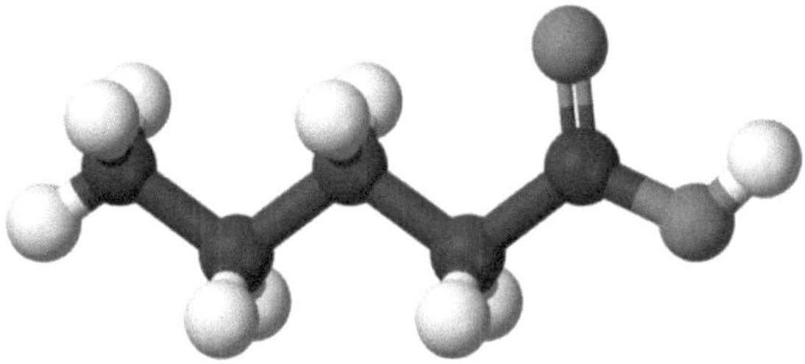

Ácidos graxos de cadeia curta [i5]

Bom saber

Dieta do Protocolo Autoimune (AIP)

A Dieta do Protocolo Autoimune (AIP) é uma dieta de eliminação que visa identificar e eliminar alimentos que promovem a inflamação. Ela pode ajudar no tratamento de doenças autoimunes, reduzindo a inflamação e melhorando a saúde intestinal.

Substâncias vegetais bioativas

Substâncias vegetais bioativas, encontradas em frutas, vegetais, ervas e especiarias, podem modular a inflamação, regular o sistema imunológico e influenciar positivamente a saúde intestinal. Elas desempenham um papel importante na nutrição autoimune, pois podem ajudar a aliviar os sintomas de doenças autoimunes.

Eficácia dos Alimentos Anti-inflamatórios

Eficácia, biodisponibilidade e frequência de consumo de alimentos anti-inflamatórios.

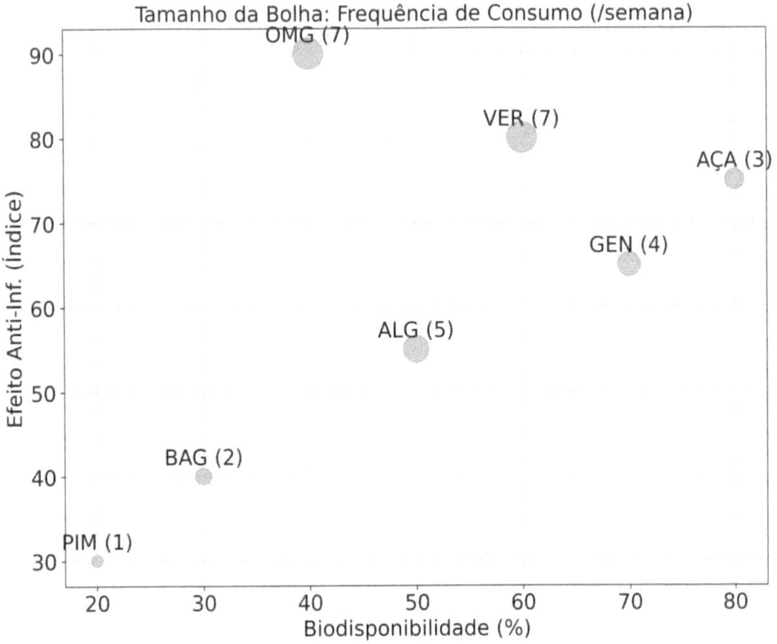

Blasengröße: Freq. Cons. (/semana)

AÇA: Açafrão

ALG: Alho

BAG: Bagas

GEN: Gengibre

OMG: Ômega-3

PIM: Pimenta

VER: Verduras

Alimentos com alta biodisponibilidade, como açafrão e gengibre, mostram fortes efeitos anti-inflamatórios mesmo com consumo moderado. Verduras, embora exijam maior frequência, oferecem benefícios substanciais devido à boa biodisponibilidade. Os ômega-3, apesar da menor biodisponibilidade, demonstram fortes efeitos com o consumo frequente. Alguns alimentos com menor biodisponibilidade e consumo pouco frequente ainda podem contribuir para os benefícios anti-inflamatórios gerais, mas mostram um impacto menos proeminente.

Importância da saúde intestinal

O intestino, muito mais do que um órgão digestivo, influencia inúmeras funções corporais – desde o sistema imunológico até o metabolismo e a saúde mental. A mikrobiota intestinal, uma comunidade complexa de microrganismos, modula a resposta imunológica ao interagir com o sistema imunológico associado ao intestino (GALT) [s7]. Nutrientes da alimentação, assim como antígenos da própria microbiota, são absorvidos pelo GALT e desencadeiam reações imunológicas específicas. Essa interação é crucial para a imunohomeostase, ou seja, o equilíbrio do sistema imunológico. Uma disbiose, uma composição desequilibrada da flora intestinal, pode perturbar essa homeostase e contribuir para uma maior predisposição à inflamação e diversos problemas de saúde, como sintomas gastrointestinais em casos de disautonomia e síndromes de hipermobilidade [s8]. Para influenciar positivamente a flora intestinal e melhorar a absorção de nutrientes, uma dieta rica em probióticos (como os encontrados em alimentos fermentados) e prebióticos (como fibras em frutas e vegetais) pode ser benéfica. Aqueles que sofrem de sintomas como inchaço ou dor abdominal podem encontrar alívio ao evitar alimentos que promovem a disbiose. Fibras e fitonutrientes, amplamente disponíveis em alimentos vegetais, não apenas promovem a saúde intestinal, mas também fortalecem o sistema cardiovascular e imunológico [s9]. Uma dieta predominantemente à base de plantas oferece benefícios anti-inflamatórios e antioxidantes. A otimização da absorção de nutrientes por meio de tal dieta pode reduzir o risco de doenças crônicas.

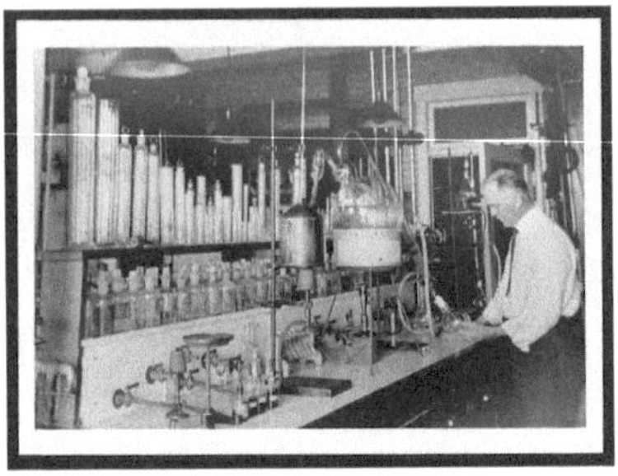

Fitonutrientes [i6]

Bom saber

Antioxidantes

Substâncias antioxidantes protegem as células contra danos causados por radicais livres e podem, assim, reduzir inflamações e o risco de doenças autoimunes.

Fitonutrientes

Fitonutrientes são compostos bioativos de plantas que possuem propriedades antioxidantes e anti-inflamatórias. Eles podem fortalecer o sistema imunológico e reduzir o risco de doenças autoimunes.

Imunohomeostase

A imunohomeostase é o equilíbrio do sistema imunológico e é influenciada pela interação entre a microbiota e o GALT. Distúrbios desse equilíbrio podem favorecer doenças autoimunes.

Síndromes de hipermobilidade

Síndromes de hipermobilidade são doenças do tecido conjuntivo que podem levar a articulações excessivamente móveis. Elas também podem estar associadas a problemas intestinais que podem ser positivamente influenciados por uma dieta adequada.

Composição da Flora Intestinal

Distribuição típica da flora intestinal em um adulto saudável.

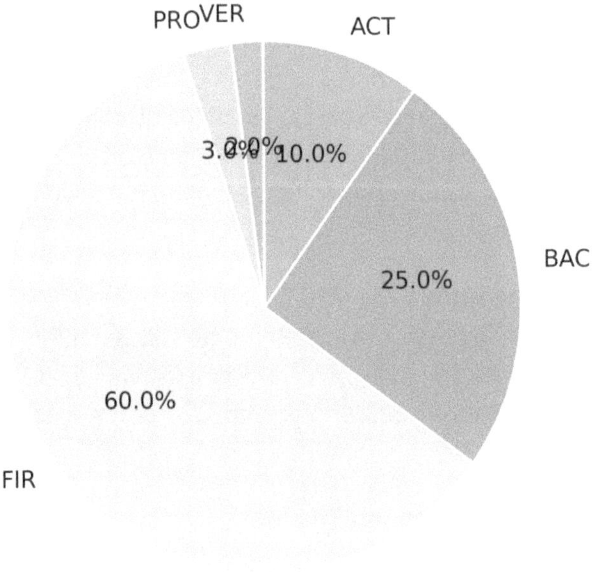

ACT: Actinobacteria

BAC: Bacteroidetes

FIR: Firmicutes

PRO: Proteobacteria

VER: Verrucomicrobia

Um microbioma intestinal equilibrado é crucial para a saúde geral, particularmente no contexto de doenças autoimunes. Embora existam variações individuais, este gráfico representa uma distribuição geral dos filos bacterianos. O domínio de Firmicutes e Bacteroidetes ressalta sua importância na digestão, absorção de nutrientes e regulação imunológica. Uma redução significativa em qualquer um deles, juntamente com um aumento em Proteobacteria, pode sugerir disbiose e pode justificar investigação adicional.

Conselhos concretos

- Integre regularmente alimentos fermentados, como chucrute ou kimchi, em sua dieta para apoiar sua flora intestinal.
- Experimente diferentes fontes de fibras, desde sementes de linhaça até cascas de psyllium e sementes de chia, para encontrar a melhor tolerância para seu intestino.
- Concentre-se em alimentos com propriedades anti-inflamatórias, como cúrcuma, gengibre e vegetais de folhas verdes.
- Crie um diário alimentar para documentar a influência de certos alimentos em seu bem-estar e em sua reação autoimune.
- Varie suas fontes de proteína e integre regularmente proteínas vegetais, como lentilhas, feijões e quinoa.
- Preste atenção à ingestão adequada de líquidos, idealmente com água, chás sem açúcar e sucos de vegetais diluídos.
- Prepare suas refeições frescas e reduza o consumo de alimentos processados para minimizar aditivos.
- Coma de forma consciente e devagar para apoiar a digestão e reduzir o estresse durante as refeições.
- Planeje suas refeições com antecedência para evitar hábitos alimentares não saudáveis em situações estressantes.
- Busque a troca com outras pessoas afetadas para se motivarem mutuamente e obter novas inspirações para sua dieta.
- Observe suas reações individuais a alimentos e ajuste sua dieta de acordo.
- Estabeleça metas realistas e celebre seus sucessos para manter sua motivação a longo prazo.

1. 2 Padrões Alimentares Anti-inflamatórios

Inflamações crônicas desempenham um papel central nas doenças autoimunes e influenciam significativamente o curso da doença. Dietas anti-inflamatórias oferecem uma abordagem promissora para aliviar os sintomas e melhorar a qualidade de vida. Esta seção explora várias estratégias alimentares, desde conceitos orientados para o paleo até a dieta mediterrânea e formas tradicionais de alimentação terapêutica, analisando seus potenciais e desafios. Descubra como uma mudança alimentar direcionada pode contribuir ativamente para o seu bem-estar.

Tanto as dietas orientadas para o Paleo quanto as mediterrâneas oferecem benefícios anti-inflamatórios, mas requerem uma interpretação flexível e ajustes individuais para evitar deficiências nutricionais e garantir a viabilidade a longo prazo.

Formas de dieta Paleo

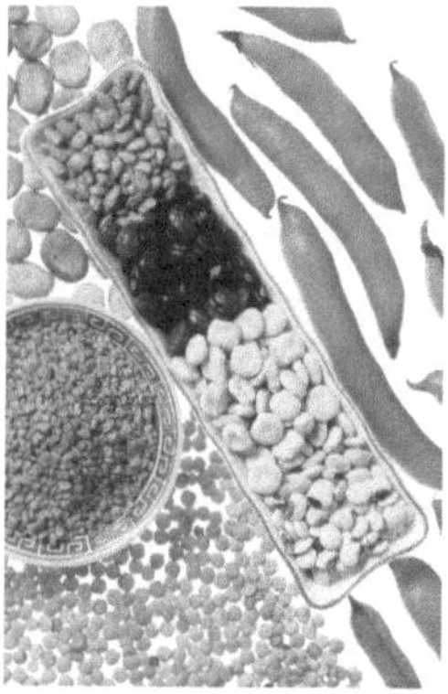

Leguminosas [i7]

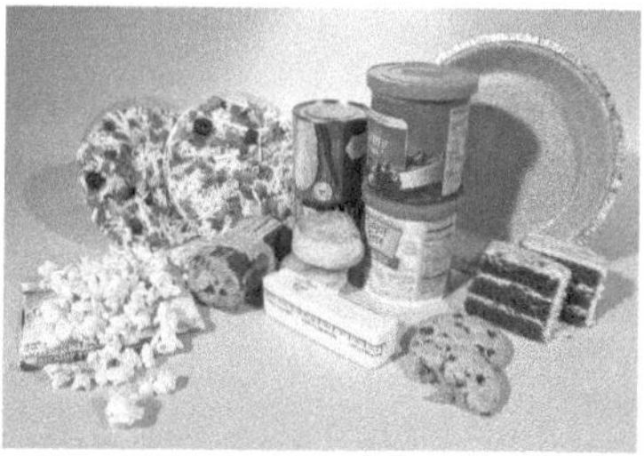

Gorduras trans [i8]

As formas de dieta Paleo, frequentemente simplificadas como "dieta Paleo", baseiam-se nos hábitos alimentares presumidos de nossos ancestrais do Paleolítico. Isso significa um foco em alimentos não processados, como carnes magras, peixes, frutas, vegetais, nozes e sementes. Produtos à base de grãos, leguminosas, laticínios e açúcar refinado, que surgiram apenas com o desenvolvimento da agricultura e da pecuária na dieta humana, são evitados. [s10] Essa abordagem pode ter efeitos positivos na saúde, mas também apresenta riscos. A redução da ingestão de carboidratos devido à exclusão de grãos e leguminosas pode levar a uma perda de peso inicial e a uma melhora na sensibilidade à insulina. A alta proporção de frutas e vegetais fornece vitaminas, minerais e antioxidantien importantes. O foco em alimentos não processados pode ajudar a reduzir o consumo de produtos altamente processados com aditivos, gorduras trans e açúcar refinado, que estão associados a inflamações crônicas. Ao mesmo tempo, a implementação rigorosa da dieta Paleo pode acarretar o risco de deficiências nutricionais, especialmente de cálcio, vitamina D e vitaminas do complexo B. A ingestão inadequada desses nutrientes pode ter consequências negativas a longo prazo para a saúde óssea, o sistema nervoso e o metabolismo energético. Além disso, a dieta Paleo pode ser difícil de seguir para muitos devido às restrições alimentares abrangentes no dia a dia. A adesão a longo prazo requer planejamento e disciplina. Por exemplo, visitar um restaurante ou participar de eventos sociais onde os alimentos não podem ser preparados pessoalmente pode levar a dificuldades. Estudos indicam que em algumas condições, efeitos positivos de uma dieta Paleo podem ser observados. Por exemplo, em certos grupos de pacientes, pode ocorrer uma melhora na fadiga. [s11] No entanto, essa observação deve ser considerada de forma diferenciada, pois a pesquisa ainda é limitada e mais estudos são necessários para avaliar de forma abrangente os efeitos a longo prazo e os potenciais riscos de uma dieta Paleo. Em vez de entender a dieta Paleo como um conceito rígido, uma interpretação flexível é recomendada. Assim, princípios como o foco em alimentos não processados e uma ingestão reduzida de açúcar refinado podem ser integrados ao plano alimentar individual, sem a necessidade de renunciar completamente a grãos, leguminosas e laticínios. Uma dieta "Paleo-orientada" pode ajudar a aproveitar os benefícios do conceito, minimizando ao mesmo tempo o risco de deficiências nutricionais. Essa forma adaptada permite mais flexibilidade e facilita a integração a longo prazo na vida cotidiana. Uma consulta nutricional individual pode ajudar a encontrar o equilíbrio ideal para cada pessoa.

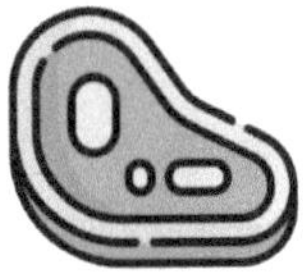

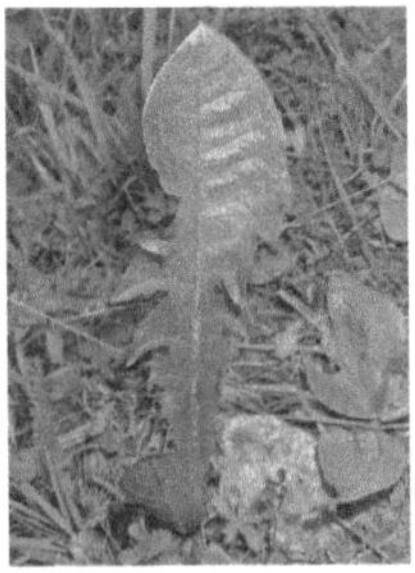

Deficiência nutricional [i9]

Bom saber

Formas de dieta Paleo

As formas de dieta Paleo concentram-se em alimentos que estariam disponíveis no Paleolítico, como carnes magras, peixes, frutas, vegetais, nozes e sementes. Geralmente, excluem grãos, leguminosas, laticínios e alimentos processados. No contexto de doenças autoimunes, essa abordagem pode ajudar a reduzir inflamações e melhorar a saúde intestinal, eliminando potenciais fatores desencadeantes. No entanto, é importante garantir uma ingestão adequada de nutrientes, pois a exclusão de certos grupos alimentares pode levar a deficiências.

Sensibilidade à insulina

A sensibilidade à insulina descreve quão efetivamente o corpo responde ao hormônio insulina. Uma alta sensibilidade à insulina significa que as células podem absorver glicose da corrente sanguínea de forma eficaz, resultando em níveis de açúcar no sangue estáveis. Em doenças autoimunes, uma melhora na sensibilidade à insulina pode ajudar a reduzir inflamações e diminuir o risco de doenças secundárias.

Variações da Dieta Paleo e Foco

Comparação de variações da dieta Paleo e seu foco.

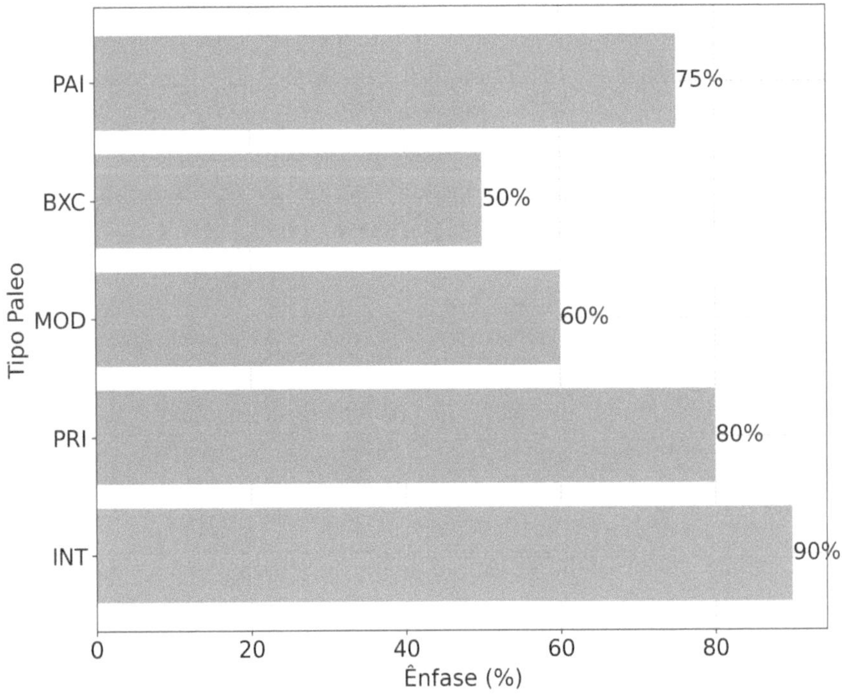

BXC: Paleo Baixo Carboidrato

MOD: Paleo Modificado

PRI: Paleo Primal

INT: Paleo Integral

PAI: Protocolo Autoimune

O gráfico destaca a ênfase variável em componentes dietéticos específicos em diferentes abordagens Paleo. Embora todas priorizem alimentos integrais, a importância relativa de fatores como conformidade estrita com o PAI ou restrição de carboidratos difere, permitindo adaptação personalizada com base nas necessidades e tolerâncias individuais.

Dieta Mediterrânea

A dieta mediterrânea, baseada em produtos frescos, sazonais e regionais, é considerada uma forma eficaz de alimentação anti-inflamatória. [s12] O núcleo dessa dieta consiste em grandes quantidades de frutas e vegetais, grãos integrais, ácidos graxos insaturados e proteínas magras de leguminosas e peixes. [s12] O azeite de oliva serve como a principal fonte de gordura e fornece valiosos fenóis, que não apenas têm efeito anti-inflamatório, mas também protegem o sistema nervoso contra o estresse oxidativo. [s13] O consumo moderado de vinho também pode fazer parte dessa dieta. [s14] Em contraste com a típica dieta ocidental, que possui uma alta proporção de carne vermelha, ácidos graxos saturados e açúcar, a dieta mediterrânea prioriza alimentos vegetais e limita o consumo de carne vermelha, ovos e doces. [s15] Um plano de refeições semanal poderia incluir, por exemplo, várias porções de peixe e frutos do mar, diferentes tipos de frutas e vegetais diariamente, além de grãos integrais, enquanto a carne vermelha aparece raramente. A dieta mediterrânea visa reduzir a ingestão de gorduras saturadas e trans, preferindo, em vez disso, gorduras insaturadas. [s12] Isso tem um efeito positivo no perfil lipídico e reduz o risco de doenças cardiovasculares. [s12] A combinação de diferentes alimentos saudáveis na dieta mediterrânea potencializa os efeitos positivos, uma vez que a

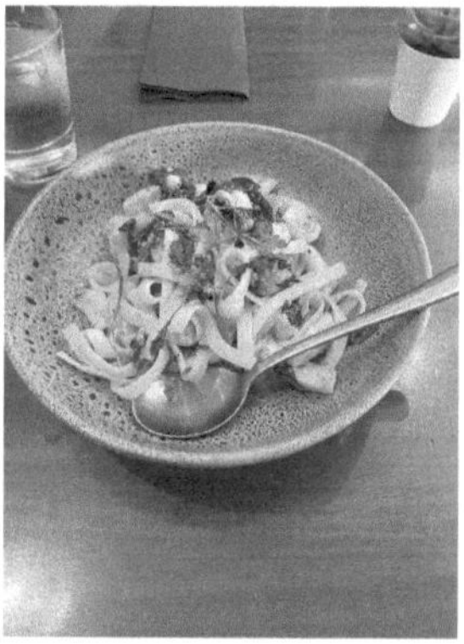

Frutos do mar [i10]

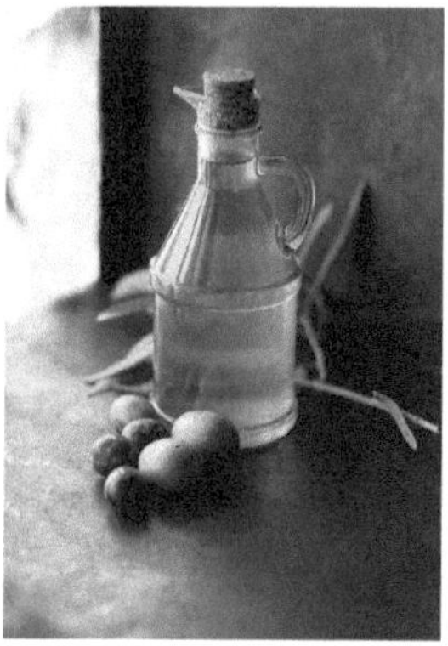

Azeite [i11]

ingestão isolada de nutrientes individuais em quantidade suficiente é frequentemente difícil. [s16] Os efeitos benéficos da dieta mediterrânea também se manifestam em um menor risco de certos tipos de câncer, como câncer de mama e cólon, bem como em doenças neurodegenerativas, como Alzheimer. [s12] [s15] Além disso, a alta ingestão de fibras de frutas, vegetais e grãos integrais apoia um microbioma intestinal saudável, que, por sua vez, promove a produção de ácidos graxos de cadeia curta e fortalece a barreira intestinal. [s17] [s18] Esses ácidos graxos de cadeia curta também contribuem para a redução da inflamação. Estudos demonstram que a dieta mediterrânea pode reduzir marcadores inflamatórios como proteína C-reativa, interleucina-6 e fator de necrose tumoral-alfa. [s14] Essas propriedades anti-inflamatórias são atribuídas aos antioxidantes e compostos fenólicos presentes. [s14] Assim, a dieta mediterrânea pode ser considerada uma abordagem promissora para a prevenção e tratamento de doenças inflamatórias crônicas, incluindo doenças autoimunes. [s17]

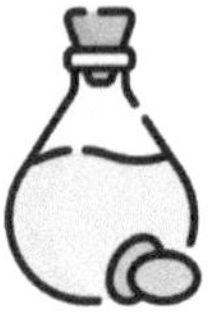

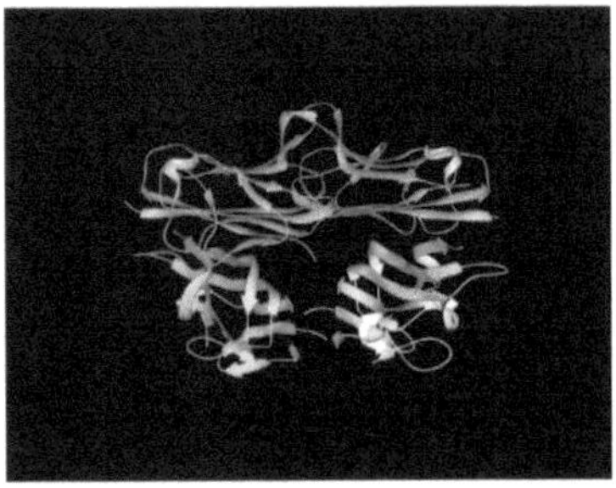

Fator de necrose tumoral alfa (TNF-α) [i12]

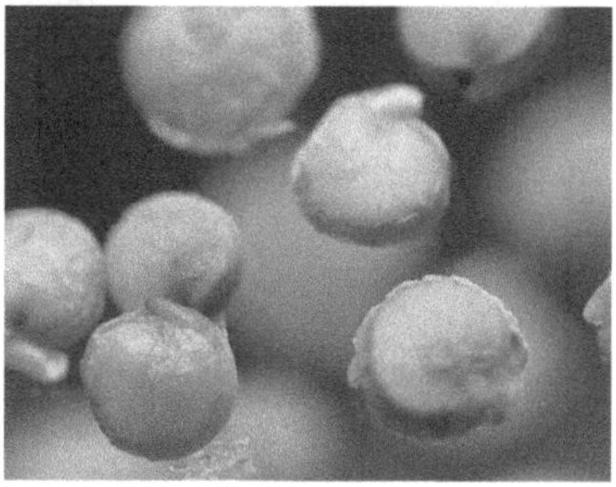

Produtos integrais [i13]

Bom saber

Dieta Mediterrânea

A dieta mediterrânea pode ajudar a regular reações autoimunes e aliviar os sintomas, reduzindo marcadores inflamatórios e fortalecendo o sistema imunológico. É rica em antioxidantes, que protegem as células contra danos e previnem inflamações.

Fator de Necrose Tumoral-alfa

O fator de necrose tumoral-alfa é outro mediador inflamatório que desempenha um papel nas doenças autoimunes. A dieta mediterrânea pode ajudar a reduzir a concentração de fator de necrose tumoral-alfa, inibindo assim a inflamação.

Grupos de Alimentos da Dieta Mediterrânea

Distribuição típica de grupos de alimentos em uma dieta mediterrânea.

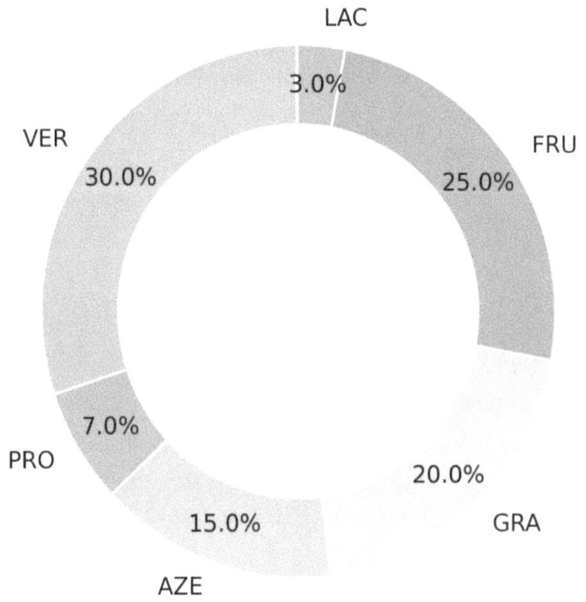

AZE: Azeite e Gorduras Saudáveis

GRA: Grãos Integrais

PRO: Proteína Magra (Peixe, Aves, Legumes)

FRU: Frutas

LAC: Laticínios (Iogurte, Queijo)

VER: Vegetais

Este gráfico destaca a ênfase em alimentos à base de plantas na dieta mediterrânea. Frutas, vegetais e grãos integrais constituem a maior parte da ingestão, fornecendo uma rica fonte de fibras, vitaminas e antioxidantes. Gorduras saudáveis de azeite e nozes contribuem significativamente, enquanto porções moderadas de proteína magra e laticínios completam o padrão alimentar. Este equilíbrio contribui para as propriedades anti-inflamatórias da dieta.

Formas tradicionais de cura

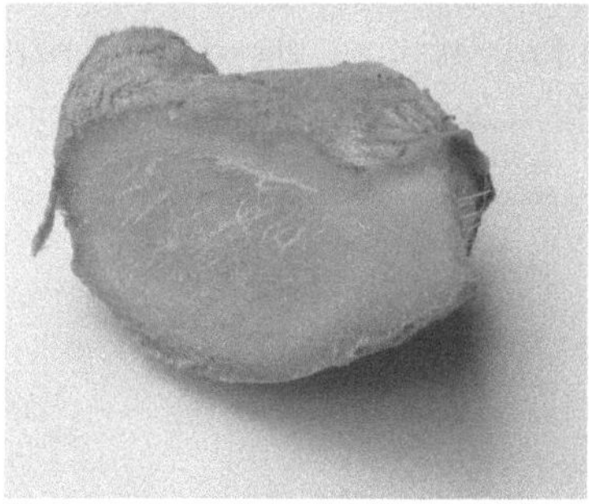

Gengibre [i14]

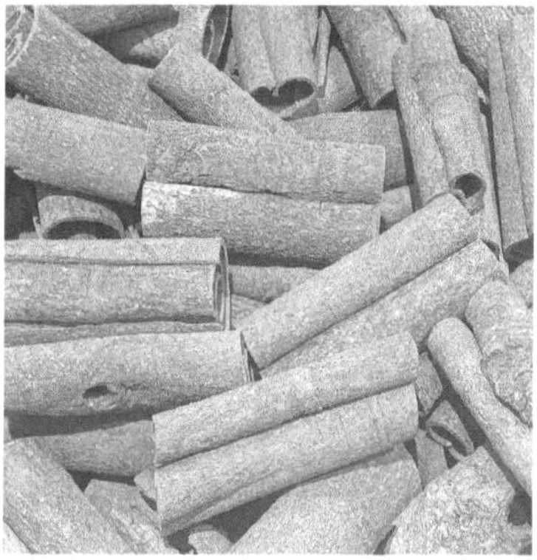

Canela [i15]

As formas tradicionais de cura oferecem diversas abordagens para aliviar a inflamação e apoiar a saúde. Ayurveda, a medicina tradicional indiana, enfatiza o equilíbrio dos doshas - Vata, Pitta e Kapha - por meio de uma alimentação adaptada individualmente. Assim, gengibre e cúrcuma são considerados anti-inflamatórios e têm ampla aplicação na culinária ayurvédica. A Medicina Tradicional Chinesa (MTC) também utiliza alimentos para harmonizar Yin e Yang e o fluxo do Qi. Aqui, especiarias aquecedoras como canela são usadas em sintomas de frio, enquanto alimentos refrescantes como pepino são recomendados para sintomas de calor. A dieta mediterrânea, rica em azeite de oliva, peixe, frutas e vegetais, também demonstra efeitos anti-inflamatórios comprovados. Essa forma de alimentação fornece valiosos ácidos graxos insaturados e antioxidantien, que controlam reações de estresse oxidativo e podem reduzir processos inflamatórios [s19] [s20]. Outro aspecto das formas tradicionais de cura é a consideração do microbioma intestinal. Uma dieta rica em fibras, como é comum em muitas formas tradicionais de alimentação, promove um ambiente intestinal saudável e pode também combater inflamações [s19]. A integração de elementos das formas tradicionais de cura pode enriquecer o plano alimentar individual e influenciar positivamente a saúde. Uma consulta nutricional individual pode ajudar a encontrar a estratégia alimentar adequada e integrá-la ao cotidiano. Tal consulta considera necessidades pessoais e condições de saúde, podendo assim oferecer uma abordagem personalizada que utilize de forma ideal os benefícios das formas tradicionais de cura.

Bom saber

Ayurveda

Ayurveda é um sistema de medicina tradicional indiano que considera a alimentação como uma ferramenta importante para a prevenção e tratamento de doenças, incluindo doenças autoimunes. Ao adaptar a dieta ao tipo de constituição individual (dosha), é possível reduzir inflamações e fortalecer o sistema imunológico.

Microbioma intestinal

O microbioma intestinal é o conjunto de microrganismos que habitam o intestino. Um microbioma intestinal saudável desempenha um papel crucial na função imunológica e pode influenciar inflamações. A alimentação pode impactar positivamente o microbioma intestinal e, assim, contribuir para a redução de doenças autoimunes.

Abordagens Dietéticas Anti-inflamatórias em Sistemas de Cura Tradicionais

Comparação dos Efeitos Anti-inflamatórios

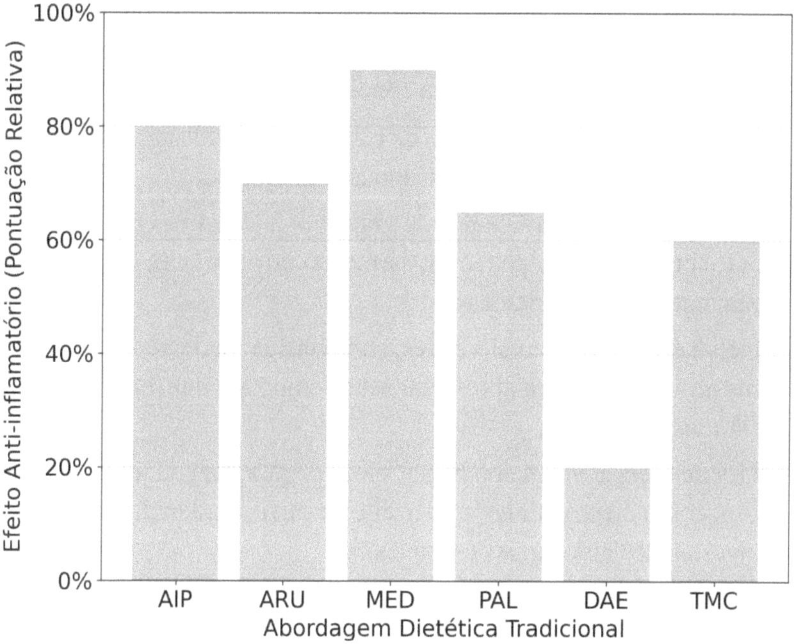

AIP: Protocolo Autoimune

ARU: Ayurvédica

DAE: Dieta Americana Padrão

MED: Mediterrânea

PAL: Paleo

TMC: Medicina Tradicional Chinesa

Este gráfico destaca o potencial anti-inflamatório relativo de várias dietas tradicionais. A dieta mediterrânea exibe as propriedades anti-inflamatórias mais fortes, provavelmente devido à sua ênfase em frutas, vegetais e gorduras saudáveis. Embora as dietas Ayurvédica e da Medicina Tradicional Chinesa também demonstrem efeitos anti-inflamatórios notáveis, mais pesquisas são necessárias para entender completamente seus mecanismos e aplicação ideal para condições autoimunes. A Dieta Americana Padrão mostra o menor potencial anti-inflamatório, destacando a importância das mudanças na dieta no tratamento da inflamação.

Conselhos concretos

- Descubra a diversidade de especiarias e ervas e utilize-as de forma direcionada para aprimorar o sabor das suas refeições, ao mesmo tempo em que se beneficia de suas propriedades anti-inflamatórias.
- Crie seus próprios smoothies anti-inflamatórios com ingredientes como espinafre, frutas vermelhas e cúrcuma, para absorver nutrientes essenciais de forma concentrada.
- Incorpore regularmente caldo de ossos caseiro em sua dieta para apoiar a saúde intestinal e o sistema imunológico.
- Substitua produtos refinados de grãos por alternativas ricas em nutrientes, como quinoa, trigo sarraceno ou amaranto, para otimizar sua ingestão de nutrientes.
- Inclua ervas e plantas silvestres, como urtiga ou dente-de-leão, em sua alimentação para aproveitar seus compostos anti-inflamatórios naturais.
- Troque óleos convencionais por óleos de alta qualidade, prensados a frio, como óleo de linhaça ou azeite de oliva, para melhorar sua ingestão de ácidos graxos essenciais.
- Experimente diferentes métodos de preparo, como vapor ou cozimento lento, para preservar ao máximo os nutrientes dos seus alimentos.
- Concentre-se em alimentos sazonais e regionais para se beneficiar de sua frescura e alto teor de nutrientes.
- Crie um ambiente de refeição relaxante para promover a digestão e intensificar os efeitos positivos da sua alimentação.

1. 3 Necessidades Nutricionais em Doenças Autoimunes

Nas doenças autoimunes, a nutrição desempenha um papel crucial. Minerais como zinco, cobre e selênio, assim como vitaminas como D e B6, influenciam decisivamente a resposta imunológica e podem modular o curso da doença. Uma deficiência ou desequilíbrio desses micronutrientes pode prejudicar a função imunológica e intensificar processos inflamatórios. Os fitoquímicos, presentes em frutas e vegetais, também afetam o sistema imunológico. Eles interagem com receptores envolvidos na regulação das reações imunológicas. Este capítulo fornece o conhecimento necessário para entender a importância dos nutrientes nas doenças autoimunes e para aplicar estratégias nutricionais de forma ideal.

Em doenças autoimunes, um equilíbrio mineral adequado, especialmente de zinco, selênio, cobre e ferro, é crucial para uma modulação imunológica saudável e pode influenciar positivamente o curso da doença.

Minerais essenciais

Os minerais estão envolvidos em numerosos processos no corpo e, assim, também influenciam o curso das doenças autoimunes. Um desequilíbrio no metabolismo de certos minerais, como zinco, cobre, manganês e ferro, pode estar associado a uma atividade antioxidante reduzida e ao aparecimento de doenças autoimunes [s21]. O zinco modula a resposta imunológica, ativando a produção de citocinas Th1 e prevenindo uma mudança excessiva para células Th2 [s21]. Quando os níveis de zinco diminuem, como frequentemente observado em pacientes com doenças autoimunes, isso pode levar a deficiências imunológicas [s21]. O cobre está envolvido na transferência de energia e na respiração celular. A deficiência de cobre pode levar a alterações na função imunológica [s21]. O cromo, por sua vez, influencia o metabolismo de lipídios, proteínas e carboidratos. Uma deficiência pode estar associada a uma má tolerância à glicose [s21]. As complexas interações entre diferentes oligoelementos podem desempenhar um papel no desenvolvimento de doenças metabólicas [s21]. Assim, a deficiência de zinco pode reduzir a função das células assassinas naturais e a fagocitose de neutrófilos, aumentando a suscetibilidade a infecções [s22]. A biodisponibilidade de minerais como zinco e selênio também influencia sua eficácia na modulação imunológica, especialmente em doenças autoimunes [s23]. O zinco pode inibir as vias de sinalização NF-κB, reduzindo assim a produção de citocinas pró-inflamatórias [s23]. O selênio também atua de forma anti-inflamatória e pode aumentar a resposta imunológica das células Th1 e a produção de anticorpos [s23]. Na tireoidite de Hashimoto, uma doença autoimune da tireoide, as deficiências minerais podem desempenhar um papel no desenvolvimento e na progressão da doença [s24]. O ferro e o selênio são necessários para a formação dos hormônios tireoidianos T3 e T4, enquanto o zinco ativa os receptores de T3 [s24]. A deficiência de zinco pode perturbar os níveis de T3 e T4 e aumentar a produção de anticorpos contra antígenos tireoidianos [s24]. Além desses minerais, o magnésio, potássio, fósforo e cromo também são relevantes para a função tireoidiana [s24]. O iodo é essencial para a síntese dos hormônios tireoidianos [s25]. O selênio pode reduzir os autoanticorpos da tireoide e melhorar a função tireoidiana, mas requer monitoramento cuidadoso [s25]. Uma ingestão adequada de iodo, selênio e ferro é importante para a síntese e o metabolismo dos hormônios tireoidianos [s26]. Inflamações oculares podem ser reduzidas pela vitamina D [s27]. Pessoas com aumento da tireoide devem verificar seus níveis de zinco [s25].

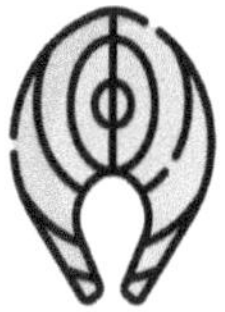

Ingestão Essencial de Minerais para Condições Autoimunes

Ingestão diária recomendada de minerais essenciais.

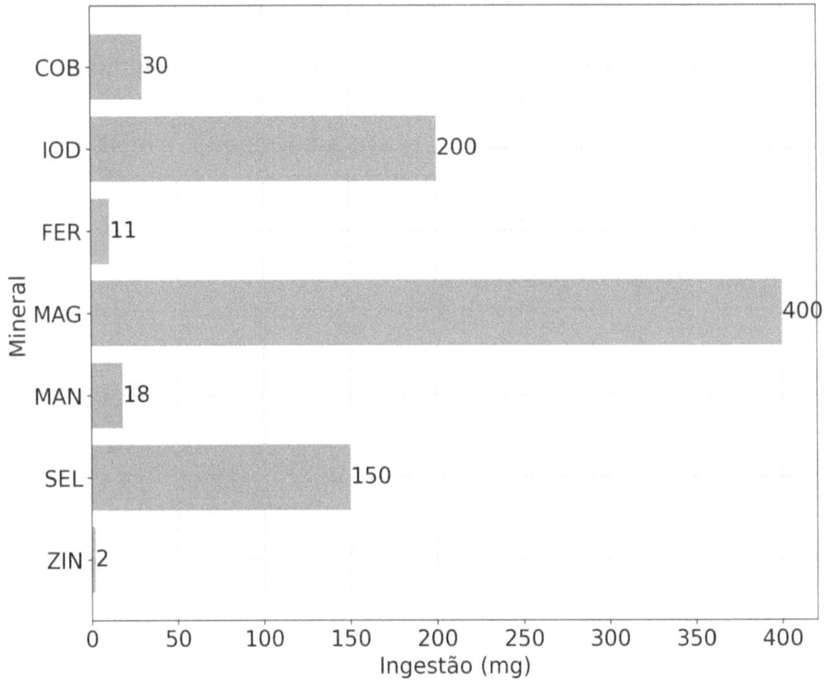

COB: Cobre

IOD: Iodo

MAN: Manganês

ZIN: Zinco

FER: Ferro

MAG: Magnésio

SEL: Selênio

Este gráfico destaca as diferentes ingestões diárias recomendadas para vários minerais essenciais, enfatizando a importância de uma ingestão equilibrada de minerais para indivíduos que lidam com condições autoimunes. Magnésio e zinco mostram ingestões recomendadas comparativamente mais altas, sugerindo sua potencial importância no suporte à função imunológica e à saúde geral neste contexto. Embora as necessidades individuais possam variar, este gráfico fornece uma visão geral dos níveis de ingestão alvo.

Vitaminas Importantes

As vitaminas são compostos orgânicos que o corpo necessita para diversas funções, incluindo a regulação do sistema imunológico. Em doenças autoimunes, nas quais o sistema imunológico ataca erroneamente as células do próprio corpo, uma adequada suprimento de vitaminas é especialmente importante. A vitamina D influencia tanto a resposta imune inata quanto a adaptativa e pode modular processos inflamatórios [s28]. Estudos sugerem que a suplementação de vitamina D pode ser benéfica em certas doenças da tireoide [s28]. Outro micronutriente importante é a vitamina B6, que está envolvida na formação de linfócitos e interleucina-2, ambos componentes importantes da defesa imunológica [s29]. A deficiência de vitamina B6 pode prejudicar a função imunológica e levar a diversos problemas de saúde [s29]. Em pessoas com má absorção, por exemplo, devido à doença celíaca ou doença de Crohn, a absorção de vitamina B6 pode estar reduzida, o que pode exigir suplementação [s29]. Além da vitamina D e B6, as vitaminas A e C também são relevantes para a função imunológica. A vitamina A regula a imunidade inata e mediada por células, bem como a produção de anticorpos [s30]. A vitamina C atua como um antioxidante e pode inibir a produção de mediadores inflamatórios (citocinas) [s30]. Além das vitaminas mencionadas, a melatonina e a vitamina B12 também desempenham um papel nas doenças autoimunes. A melatonina possui propriedades antioxidantes e pode modular a resposta imunológica [s31]. Uma deficiência de

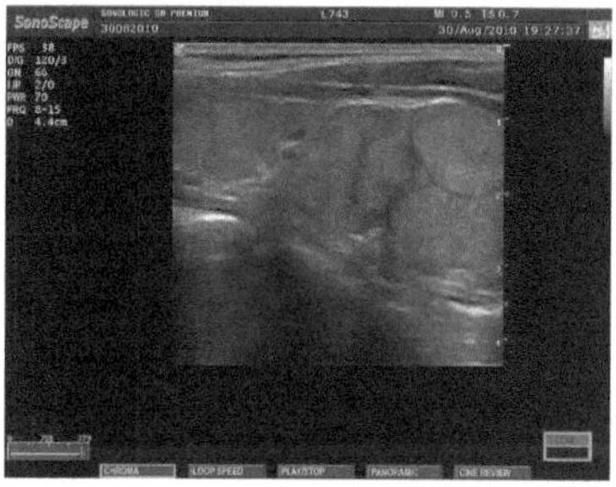

Tireoidite de Hashimoto [i16]

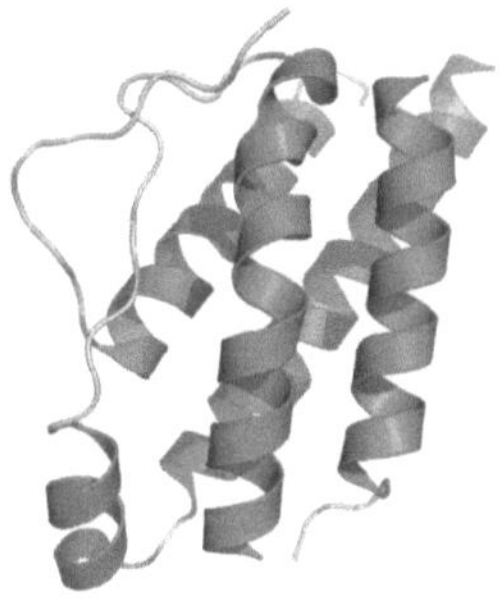

Interleucina-2 [i17]

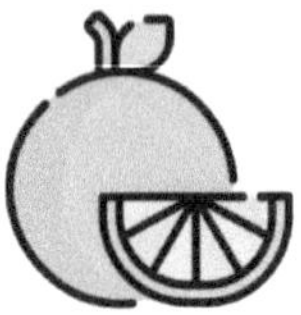

vitamina D e melatonina foi observada em pacientes com tireoidite de Hashimoto, o que sugere uma possível relação com o desenvolvimento da doença [s31]. A vitamina B12 é, junto com o ferro e o ácido fólico, importante para a formação de sangue e pode ajudar a evitar anemia em pacientes com Hashimoto [s32]. Uma dieta sem glúten, frequentemente recomendada em doenças autoimunes, pode prejudicar a absorção de vitamina D [s32]. Portanto, é importante monitorar regularmente os níveis de vitamina D em uma dieta sem glúten e suplementar, se necessário.

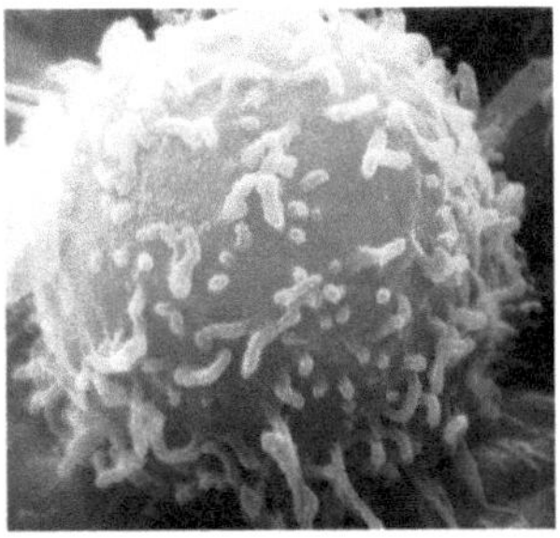

Linfócito [i18]

Bom saber

Dieta Sem Glúten

É um padrão alimentar que exclui o glúten, uma proteína encontrada no trigo, centeio e cevada. É frequentemente recomendada em casos de doença celíaca e outras intolerâncias ao glúten, e pode também aliviar os sintomas em algumas doenças autoimunes. No entanto, uma dieta sem glúten pode prejudicar a absorção de certos nutrientes, como a vitamina D.

Linfócitos

São um tipo de glóbulo branco que desempenha um papel importante no sistema imunológico. Eles reconhecem e combatem patógenos e desempenham um papel crucial no desenvolvimento e na progressão de doenças autoimunes.

Tireoidite de Hashimoto

É uma doença autoimune em que a tireoide é atacada pelo próprio sistema imunológico. A deficiência de certos nutrientes, como vitamina D e melatonina, pode estar relacionada ao desenvolvimento e à progressão da doença.

Importância dos Micronutrientes em Doenças Autoimunes

Comparação da Ingestão Diária Recomendada vs. Necessidade Potencial em Condições Autoimunes

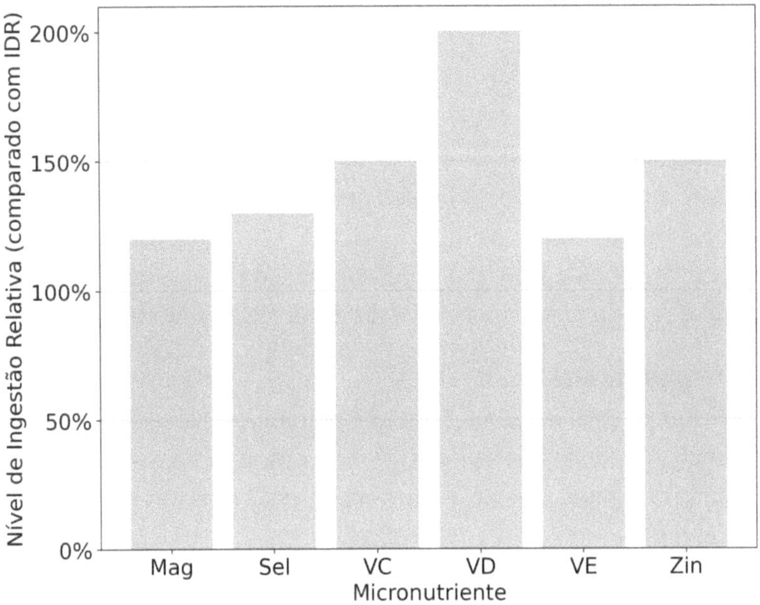

Mag: Magnésio

Sel: Selênio

VC: Vitamina C

VD: Vitamina D

VE: Vitamina E

Zin: Zinco

Este gráfico destaca o possível aumento da necessidade de certos micronutrientes em indivíduos com doenças autoimunes. Embora as IDRs gerais forneçam uma base, o tratamento de condições autoimunes pode exigir maior ingestão de vitaminas e minerais específicos para apoiar a função imunológica e a saúde geral. Consulte um profissional de saúde ou nutricionista registrado para determinar os níveis de ingestão apropriados com base nas necessidades individuais.

Substâncias Vegetais Secundárias

Substâncias vegetais secundárias, também conhecidas como fitoquímicos, são substâncias bioativas encontradas em frutas, vegetais, ervas e especiarias. Elas não são essenciais para a sobrevivência, mas podem influenciar positivamente a saúde, especialmente em doenças autoimunes. Os fitoquímicos exercem sua ação, entre outros, através do Receptor Aryl-Hidrocarbono (AhR) [s33] [s34]. Este receptor está envolvido na regulação do sistema imunológico e pode ser modulado pela ligação de certas substâncias. Estudos mostram que diferentes fitoquímicos, incluindo flavonoides, chalconas e alcaloides, apresentam alta afinidade pelo AhR, mesmo após seu metabolismo no corpo (Biotransformação) [s33] [s34]. A ingestão regular dessas substâncias através da alimentação pode influenciar o AhR de forma a inibir o desenvolvimento de doenças autoimunes [s33] [s34]. Um cardápio diversificado com abundância de alimentos vegetais – por exemplo, cinco porções de vegetais e duas porções de frutas diariamente – fornece uma ampla gama de fitoquímicos e, assim, apoia a saúde. A seleção deve ser o mais colorida possível, pois diferentes cores indicam diferentes fitoquímicos. Por exemplo, frutas vermelhas contêm antocianinas, que têm efeito antioxidante, enquanto cenouras são ricas em carotenoides, que apoiam a visão.

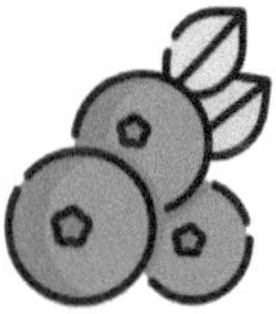

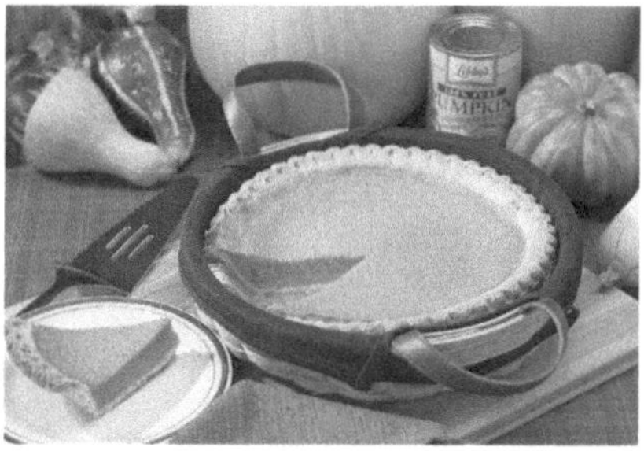

Carotenoides [i19]

Bom saber

Biotransformação

A conversão de substâncias no corpo, como fitoquímicos, que pode influenciar sua ação no corpo, especialmente no contexto de doenças autoimunes.

Carotenoides

Pigmentos encontrados em frutas e vegetais que possuem propriedades antioxidantes. Podem ajudar a reduzir inflamações que desempenham um papel em doenças autoimunes.

Receptor Aryl-Hidrocarbono

Um receptor no corpo que está envolvido na regulação do sistema imunológico e pode ser influenciado por certos fitoquímicos, o que pode inibir o desenvolvimento de doenças autoimunes.

Substâncias Vegetais Secundárias

Podem reduzir inflamações e modular o sistema imunológico, o que pode ser benéfico em doenças autoimunes.

Biodisponibilidade de Fitonutrientes em Doenças Autoimunes

Biodisponibilidade e concentração de fitonutrientes e seu impacto nas necessidades de nutrientes em doenças autoimunes.

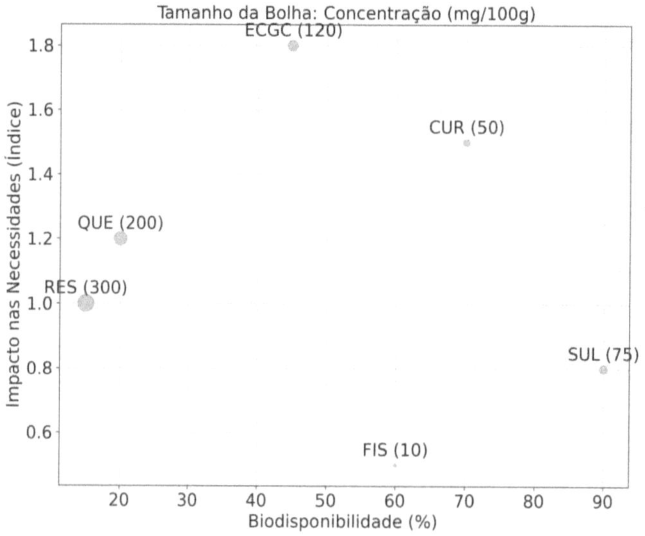

Blasengröße: Concentração (mg/100g)

CUR: Curcumina	ECGC: ECGC (Chá Verde)
FIS: Fisetina	QUE: Quercetina
RES: Resveratrol	SUL: Sulforafano

Este gráfico destaca a complexa interação entre a concentração de fitonutrientes, a biodisponibilidade e seu impacto nas necessidades de nutrientes em indivíduos com doenças autoimunes. Alta biodisponibilidade combinada com um impacto positivo nas necessidades de nutrientes sugere que esses fitonutrientes devem ser priorizados. Por outro lado, a baixa biodisponibilidade, mesmo com um impacto positivo, pode exigir maior ingestão ou estratégias alternativas para maximizar a absorção. O tamanho das bolhas indica a concentração geral do fitonutriente em fontes alimentares comuns, fornecendo contexto para recomendações dietéticas. Esses dados ressaltam a importância de considerar a biodisponibilidade e a concentração ao elaborar planos nutricionais para o tratamento de doenças autoimunes.

Conselhos concretos

- Utilize os efeitos sinérgicos dos nutrientes: combine, por exemplo, alimentos ricos em ferro com aqueles que contêm vitamina C para melhorar a absorção de ferro.
- Crie uma lista de nutrientes individualizada para sua doença autoimune específica, pesquise quais nutrientes são particularmente relevantes e integre os alimentos correspondentes em seu plano alimentar.
- Mergulhe no mundo dos chás de ervas: certos chás de ervas, como o chá de urtiga, podem apoiar o equilíbrio mineral.
- Verifique regularmente seus níveis de nutrientes para tomar medidas direcionadas e identificar possíveis deficiências precocemente.
- Cozinhe com água rica em minerais: use, por exemplo, água filtrada da torneira ou água mineral sem gás com alto teor de magnésio e cálcio.
- Germine leguminosas e grãos: a germinação aumenta a biodisponibilidade dos nutrientes contidos.
- Invista em um liquidificador de alta qualidade: assim, você pode preparar smoothies e sopas ricas em nutrientes que facilitam a absorção de nutrientes.
- Use ervas e especiarias secas de forma suave ao cozinhar para preservar o conteúdo de nutrientes.
- Integre regularmente nozes e sementes em sua dieta: elas são ricas em minerais e vitaminas importantes que apoiam o sistema imunológico.
- Preste atenção ao armazenamento adequado dos alimentos para minimizar a perda de nutrientes.
- Opte pela diversidade alimentar: quanto mais colorido seu prato, maior a chance de absorver todos os nutrientes importantes.

Revisão - 1. Fundamentos da Nutrição Autoimune

A alimentação desempenha um papel crucial nas doenças autoimunes. Ela não apenas influencia a disponibilidade de nutrientes essenciais para suas células imunológicas, mas também a composição da sua flora intestinal e, consequentemente, toda a sua resposta imunológica. Uma mudança alimentar direcionada pode ajudá-lo a reduzir inflamações, melhorar a saúde intestinal e aliviar seus sintomas. No entanto, o caminho para uma alimentação ideal para doenças autoimunes é individual e requer uma compreensão dos mecanismos subjacentes.

Um ponto de abordagem importante é o fortalecimento da sua saúde intestinal. Seu intestino abriga grande parte do seu sistema imunológico e interage intimamente com a flora intestinal. Uma dieta desequilibrada pode levar a uma disbiose, um desequilíbrio da flora intestinal, o que favorece inflamações. Para influenciar positivamente sua flora intestinal, você deve optar por uma dieta rica em fibras, com muitas frutas, vegetais e alimentos fermentados. Probióticos, que estão presentes em alimentos fermentados como iogurte ou chucrute, podem promover o crescimento de bactérias benéficas. Prebióticos, como as fibras em frutas, vegetais e grãos integrais, servem como alimento para essas bactérias. Preste atenção também a alimentos que podem causar desconforto, como gases ou dores abdominais, e tente eliminá-los temporariamente de sua dieta.

Alimentos anti-inflamatórios também podem ajudá-lo a controlar sua doença autoimune. Esses alimentos fornecem nutrientes que atuam diretamente no metabolismo inflamatório. Compostos bioativos em frutas e vegetais, por exemplo, podem inibir a atividade de enzimas pró-inflamatórias. Antioxidantes protegem suas células de danos causados por radicais livres, que favorecem processos inflamatórios. Ácidos graxos ômega-3, que você encontra em peixes gordurosos, sementes de linhaça e sementes de chia, também têm efeito anti-inflamatório. Dietas como a mediterrânea ou uma alimentação orientada para o paleo podem servir como inspiração. No entanto, observe que uma dieta paleo estrita pode levar a deficiências nutricionais. Portanto, integre os princípios dessas dietas de forma flexível em seu dia a dia e assegure-se de obter uma quantidade adequada de todas as vitaminas e minerais essenciais.

Implementar uma alimentação para doenças autoimunes pode ser desafiador. Comece com pequenos passos e concentre-se inicialmente na integração de alimentos amigáveis ao intestino e anti-inflamatórios em sua dieta. Mantenha um diário alimentar para identificar possíveis alimentos desencadeantes. Não hesite em buscar apoio profissional. Um nutricionista pode ajudá-lo a desenvolver uma estratégia alimentar individualizada, adaptada às suas necessidades específicas e à sua doença autoimune. Com paciência, perseverança e a abordagem correta, você pode influenciar positivamente sua alimentação e melhorar sua qualidade de vida de forma sustentável. O caminho para um maior bem-estar começa com o que você oferece ao seu corpo.

2. Implementação Prática no Dia a Dia

Como integrar uma alimentação saudável na rotina muitas vezes agitada do dia a dia? O caminho para uma alimentação adequada não começa apenas no fogão, mas já na planeação e preparação. Com as estratégias e ferramentas certas, diretrizes alimentares complexas se transformam em uma rotina viável. Este capítulo apresenta soluções concretas para desafios típicos - da lista de compras ao prato pronto. Descubra como o conhecimento teórico pode se transformar em prática vivível.

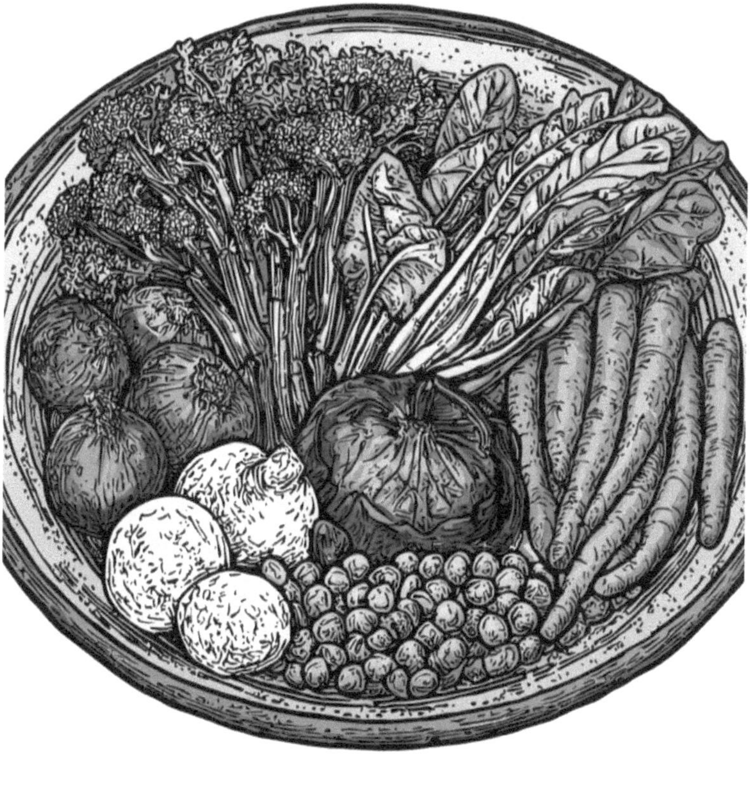

2. 1 Planejamento das Refeições

A elaboração ideal das refeições em casos de doenças autoimunes apresenta muitos desafios. É necessário considerar as tolerâncias individuais, as necessidades nutricionais e a evitação de alimentos que promovem a inflamação. Ao mesmo tempo, o plano alimentar deve ser variado e prático para o dia a dia, a fim de manter a motivação a longo prazo. Isso se aplica igualmente ao café da manhã, às refeições principais e aos lanches. Diferentes formas de alimentação, como a dieta carnívora ou a dieta mediterrânea, oferecem pontos de partida, mas também podem trazer limitações. A escolha correta dos alimentos e combinações inteligentes são decisivas para o sucesso da terapia. Descubra neste capítulo como planejar suas refeições de forma eficaz e adaptá-las de maneira prazerosa às suas necessidades individuais.

Um planejamento de refeições bem pensado, que considere o café da manhã, as refeições principais e os lanches, é a chave para a implementação bem-sucedida de uma alimentação autoimune no dia a dia.

Variações de café da manhã

Um café da manhã variado é essencial dentro de uma dieta autoimune ou de nutrição médica para garantir a ingestão de nutrientes e manter a motivação a longo prazo [s35]. Isso não se refere apenas à ingestão de alimentos, mas também à tolerância individual aos mesmos. Diferentes perfis nutricionais ajudam a prevenir deficiências e a apoiar o corpo de forma ideal. Especialmente em dietas restritivas, como a dieta carnívora, as variações no café da manhã oferecem a oportunidade de tornar o cardápio interessante, apesar da seleção limitada de alimentos [s36]. Por exemplo, diferentes combinações de ovos, carne e gorduras podem ser utilizadas para criar variedade e, ao mesmo tempo, atender à necessidade de nutrientes essenciais. A dieta carnívora, que se baseia exclusivamente em produtos de origem animal, ilustra como é possível criar refeições variadas mesmo com poucos alimentos básicos. O fígado, integrado ao café da manhã, pode suprir a necessidade de micronutrientes como ferro e folato [s36]. Os ovos são, nesse contexto, um alimento valioso, pois não apenas representam uma fonte de proteína acessível [s37], mas também permitem diversas formas de preparo. Eles podem aumentar a ingestão de nutrientes que frequentemente estão em falta na dieta [s37]. A sensação de saciedade

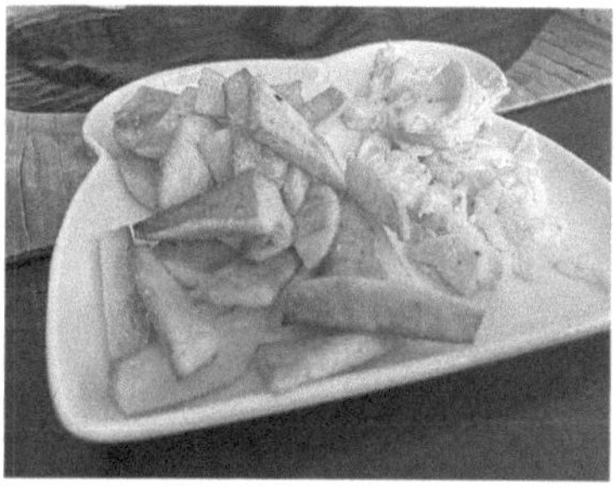

Ovos [i20]

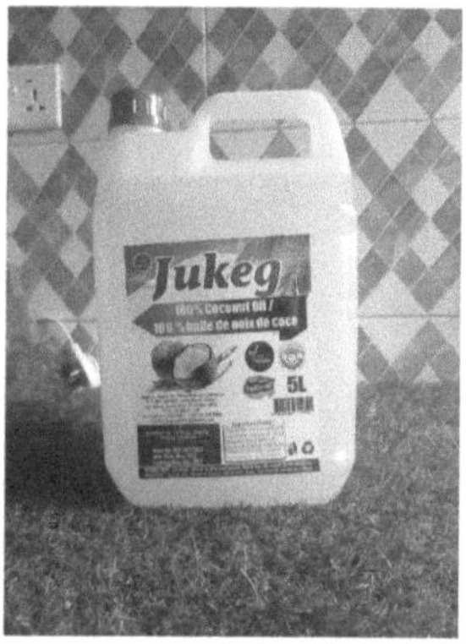

Óleo de coco [i21]

após o consumo de ovos pode reduzir a ingestão de alimentos em refeições posteriores, ajudando assim no gerenciamento de peso [s37]. A combinação de ovos com outros alimentos – como espinafre em uma dieta autoimune ou carne rica em gordura em uma dieta carnívora – otimiza a absorção de nutrientes e promove uma alimentação equilibrada, especialmente para pessoas com maior necessidade de nutrientes [s37]. Um exemplo de café da manhã dentro de uma dieta autoimune seria ovos mexidos com espinafre e um pouco de óleo de coco. O espinafre fornece vitaminas e minerais adicionais, enquanto o óleo de coco oferece gorduras saudáveis e apoia a absorção de vitaminas lipossolúveis. Essas combinações permitem uma adaptação individual do café da manhã à forma de alimentação e às necessidades pessoais.

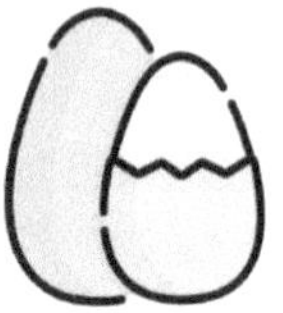

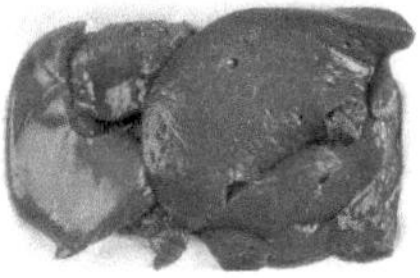

Fígado [i22]

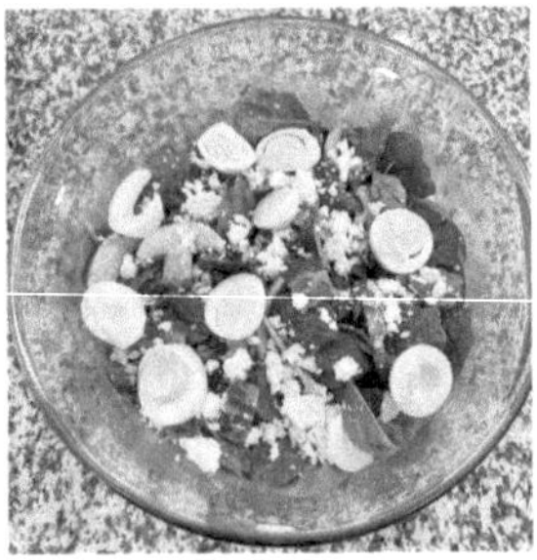

Espinafre [i23]

Bom saber

Dieta Autoimune

Um plano alimentar que visa reduzir inflamações e modular o sistema imunológico para aliviar os sintomas de doenças autoimunes. Muitas vezes, isso envolve a exclusão de certos grupos alimentares considerados inflamatórios, como glúten, laticínios ou plantas da família das solanáceas.

Dieta Carnívora

Uma forma de alimentação que se baseia exclusivamente no consumo de produtos de origem animal, como carne, peixe, ovos e alguns laticínios, excluindo completamente os alimentos vegetais. No contexto da nutrição autoimune, pode ajudar algumas pessoas a aliviar sintomas, mas requer planejamento cuidadoso para evitar deficiências nutricionais.

Micronutrientes

Nutrientes essenciais que o corpo necessita em pequenas quantidades, como vitaminas e minerais. Eles desempenham um papel importante em várias funções corporais, incluindo o sistema imunológico, o metabolismo e a saúde celular. Ao planejar refeições, é importante considerar a ingestão adequada de micronutrientes para prevenir deficiências.

Composição Ideal de um Café da Manhã Saudável para Autoimunes

Representação visual de um café da manhã equilibrado e adequado para autoimunes.

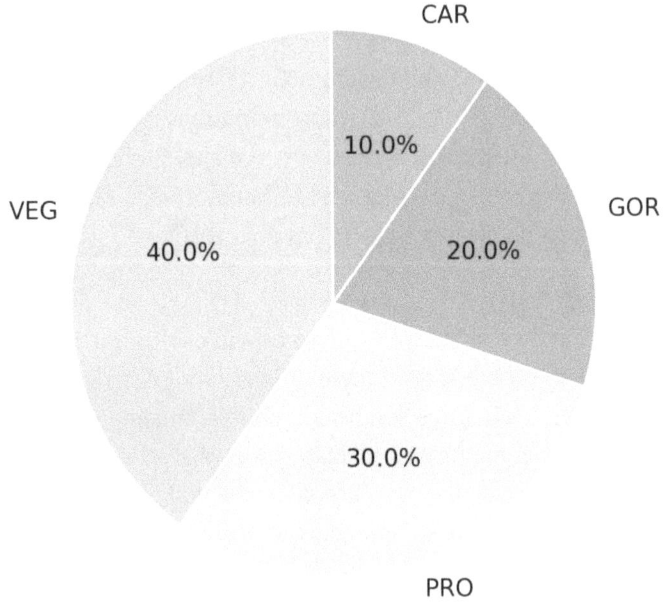

CAR: Carboidratos Complexos (ex: batata-doce, quinoa)

GOR: Gorduras Saudáveis (ex: abacate, azeite, óleo de coco)

PRO: Proteína (ex: ovos, peixe, nozes, sementes)

VEG: Vegetais sem Amido (ex: folhas verdes, espinafre, pimentões)

Este gráfico destaca a importância de um café da manhã equilibrado para indivíduos com doenças autoimunes. Uma porção significativa enfatiza vegetais ricos em nutrientes, indicando seu papel crucial no fornecimento de vitaminas, minerais e fibras. As fontes de proteína também são substanciais, contribuindo para a saciedade e apoiando a massa muscular. Gorduras saudáveis desempenham um papel vital na regulação hormonal e função celular. Embora uma porção menor seja dedicada a carboidratos ricos em amido, é importante escolher carboidratos complexos que forneçam energia sustentada e minimizem os picos de açúcar no sangue. Essa abordagem equilibrada ajuda a controlar a inflamação e promove o bem-estar geral.

Refeições principais

Almoços e jantares oferecem a oportunidade de fornecer ao corpo nutrientes abrangentes e considerar as necessidades de uma alimentação autoimune. Aspectos anti-inflamatórios estão em destaque. omegafettsaeuren, abundantes em peixes gordurosos como salmão ou cavala, apoiam essa abordagem. Um almoço com salmão grelhado, brócolis e quinoa fornece nutrientes valiosos e ácidos graxos ômega-3. Em vez de carne vermelha e ácidos graxos saturados, que estão associados a um aumento do risco de artrite reumatoide, alimentos vegetais ricos em fibras, como legumes, frutas e grãos integrais, devem ser regularmente integrados às refeições principais [s38]. As fibras promovem uma flora intestinal saudável, que, por sua vez, pode ter um efeito anti-inflamatório. A mediterrane_ernaehrungsweise, que se baseia em muitas frutas, vegetais, grãos integrais e gorduras saudáveis, também tem um efeito positivo na artrite reumatoide [s38]. Além disso, é aconselhável reduzir bebidas açucaradas e a ingestão elevada de sal.

Um jantar com peito de frango, salada mista e legumes assados oferece uma ingestão equilibrada de nutrientes e evita componentes indesejáveis. Através da correta composição das refeições principais, considerando as necessidades individuais, a alimentação pode ser efetivamente adaptada a uma dieta autoimune.

Bom saber

Artrite Reumatoide

Uma doença articular inflamatória crônica, caracterizada por dor, inchaço e rigidez nas articulações. A alimentação desempenha um papel importante no tratamento e alívio dos sintomas.

Proporção de Macronutrientes para Refeições Amigáveis à Autoimunidade

Distribuição ideal de macronutrientes para as refeições principais.

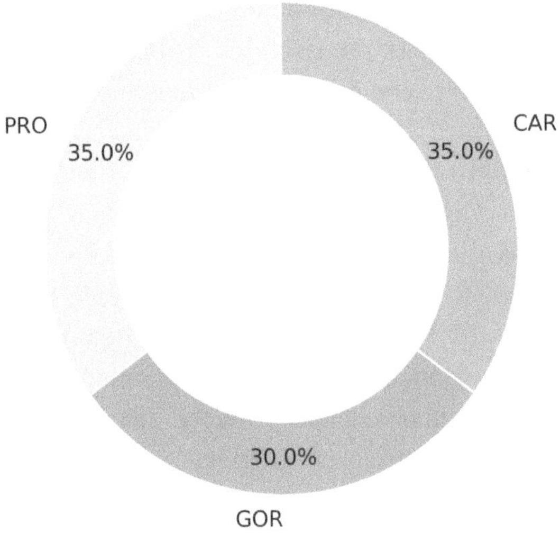

- CAR: Carboidratos Complexos (ex: vegetais, frutas)
- GOR: Gorduras Saudáveis (ex: abacate, azeite, nozes)
- PRO: Proteína (ex: carnes magras, peixe, leguminosas)

Este gráfico visualiza uma proporção equilibrada de macronutrientes com ênfase em alimentos integrais. A porção significativa de proteína apoia o reparo de tecidos e a saciedade. O teor moderado de gordura fornece energia sustentada e apoia a produção de hormônios. A porção controlada de carboidratos concentra-se em carboidratos complexos de vegetais e frutas, minimizando os picos de açúcar no sangue e promovendo a saúde intestinal. Essa proporção pode ser ajustada com base nas necessidades e tolerâncias individuais.

Lanches

Lanches podem ser uma adição valiosa a uma dieta adaptada a doenças autoimunes ou diretrizes de nutrição, ajudando a manter o nível de açúcar no sangue constante e a prevenir crises de fome. Um planejamento cuidadoso desses lanches contribui significativamente para otimizar a ingestão de nutrientes e considerar as necessidades nutricionais individuais [s39]. Assim, uma seleção direcionada de alimentos pode não apenas atender à necessidade de vitaminas e minerais, mas também influenciar positivamente a digestão e aumentar o bem-estar geral. A frequência e a composição dos lanches devem ser ajustadas à forma de alimentação e ao metabolismo pessoal [s40]. Dois a três lanches por dia, com 150–300 kcal cada, podem ser adequados, dependendo da necessidade [s40]. Quando os lanches são planejados com antecedência, assim como as refeições principais, aumenta a probabilidade de que alimentos saudáveis e variados sejam escolhidos [s39]. Um planejamento desse tipo apoia a implementação consistente das diretrizes nutricionais e contribui a longo prazo para um estilo de vida saudável [s39]. Possíveis lanches podem incluir um punhado de nozes e uma peça de fruta, ou um smoothie de vegetais com um pouco de proteína em pó. A escolha correta dos lanches pode evitar flutuações no equilíbrio

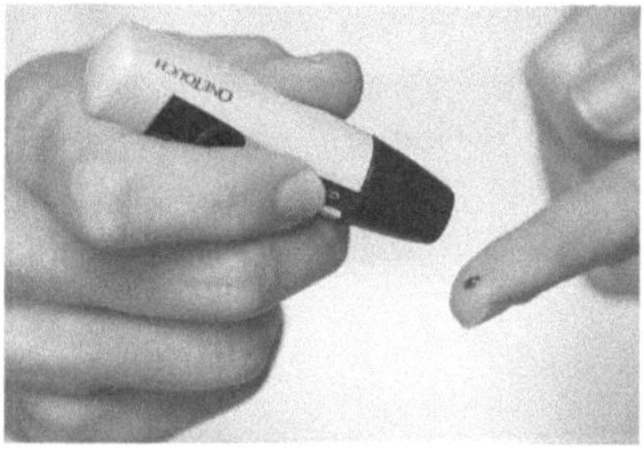

nível de açúcar no sangue [i24]

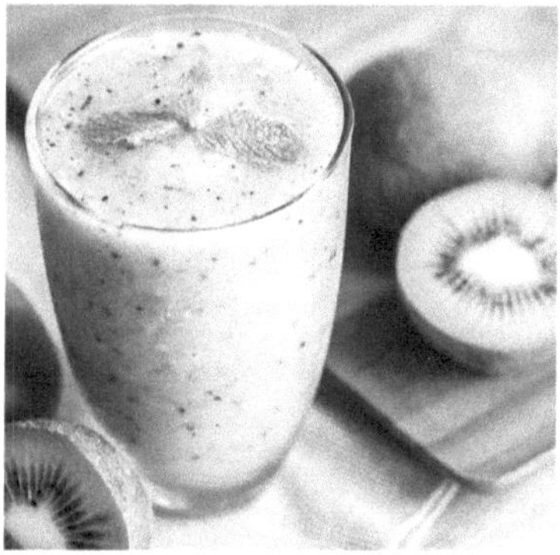

Smoothie de vegetais [i25]

energético e implementar de forma ideal as diretrizes da terapia nutricional individual.

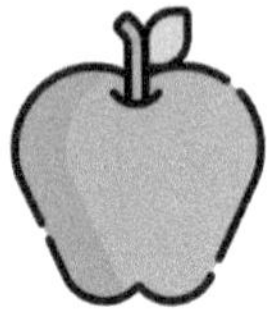

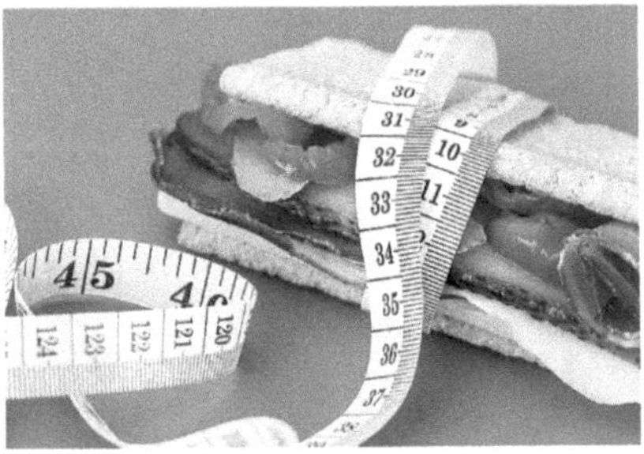

Ingestão de nutrientes [i26]

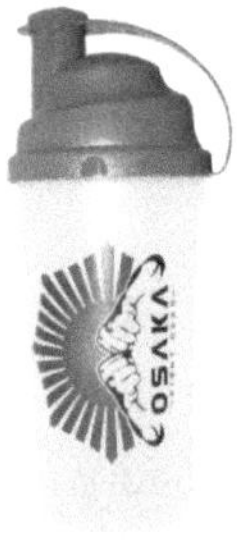

Proteína em pó [i27]

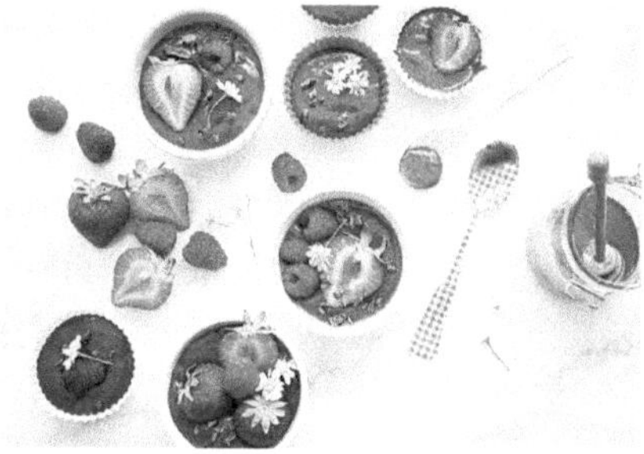

Ataques de fome [i28]

Bom saber

Crises de Fome

Crises de fome podem ocorrer em uma dieta desequilibrada e levar a hábitos alimentares não saudáveis. Através da correta elaboração das refeições, incluindo lanches, é possível prevenir crises de fome e, assim, alcançar melhor os objetivos da terapia nutricional.

Ingestão de Nutrientes

Uma ingestão ótima de nutrientes é essencial para um sistema imunológico funcional e a regeneração do corpo. Em doenças autoimunes, uma adequada oferta de vitaminas, minerais e oligoelementos é especialmente importante para inibir processos inflamatórios e promover a saúde. A combinação correta de alimentos nas refeições ajuda a otimizar a ingestão de nutrientes.

Nível de Açúcar no Sangue

O nível de açúcar no sangue desempenha um papel importante em doenças autoimunes. Um nível estável de açúcar no sangue pode reduzir inflamações e apoiar o sistema imunológico. Lanches podem ajudar a manter o nível de açúcar no sangue constante e, assim, aliviar os sintomas.

Lanches Adequados para Dietas Autoimunes

Densidade de Nutrientes e Potencial Anti-inflamatório

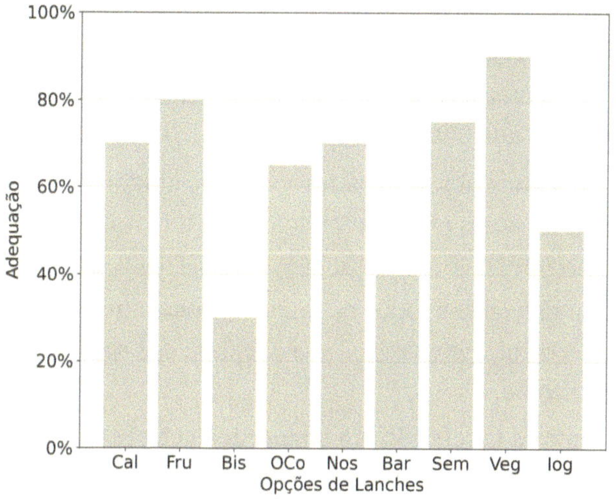

Bar: Barra de Proteína (sem aditivos)

Cal: Caldo de Osso

Iog: Iogurte (integral, sem adição de açúcar)

OCo: Ovos Cozidos

Veg: Vegetais sem Amido (e.g., cenoura, aipo)

Bis: Biscoitos/Salgadinhos sem Glúten

Fru: Frutas de Baixo Índice Glicêmico (e.g., frutas vermelhas, abacate)

Nos: Nozes (e.g., amêndoas, nozes)

Sem: Sementes (e.g., chia, linhaça)

Este gráfico destaca a adequação relativa de vários lanches para indivíduos que seguem um protocolo autoimune. A ênfase é dada à densidade de nutrientes e às potenciais propriedades anti-inflamatórias. Enquanto alguns lanches, como frutas e vegetais, oferecem amplos benefícios, outros, como nozes e sementes, são valiosos para perfis nutricionais específicos. Lanches processados, mesmo aqueles comercializados como 'saudáveis', são geralmente menos adequados devido a potenciais ingredientes inflamatórios ou valor nutricional limitado. A tolerância individual pode variar, por isso é importante monitorar as reações e ajustar de acordo.

Conselhos concretos

- Transforme seu café da manhã em uma experiência de sabor: experimente combinações de especiarias incomuns, como canela e cardamomo no mingau ou curry nos ovos mexidos.
- Aproveite o poder das cores: imagine suas refeições como uma pintura e escolha alimentos em tantas cores diferentes quanto possível para aumentar a diversidade de nutrientes.
- Adicione textura aos seus pratos: combine alimentos crocantes, cremosos e macios em uma refeição para tornar a experiência de comer mais interessante e promover a saciedade.
- Coma com atenção e todos os sentidos: concentre-se conscientemente no sabor, aroma e textura dos seus alimentos enquanto come.
- Transforme cada refeição em uma pequena festa: arrume a mesa de forma bonita, mesmo que você esteja comendo sozinho, e desfrute de sua refeição com calma.
- Transforme sobras em novos pratos: seja criativo e faça uma sopa ou um gratinado delicioso com os vegetais que sobraram.
- Experimente regularmente novas receitas: assim você descobrirá novos pratos favoritos e evitará o tédio na cozinha.
- Prepare suas refeições junto com outras pessoas: isso não só é divertido, mas também promove a troca sobre alimentação saudável.
- Recompense-se por suas conquistas: permita-se, por exemplo, uma noite relaxante ou um novo livro de receitas.
- Supere-se: ouse experimentar novos alimentos e métodos de preparo, mesmo que você tenha sido cético até agora.

2. 2 Compras e Armazenamento

A compra e o armazenamento desempenham um papel decisivo para o sucesso de uma mudança na alimentação em doenças autoimunes. A escolha e o armazenamento adequados dos alimentos influenciam tanto a oferta de nutrientes quanto a implementação da terapia nutricional no dia a dia. Nesse contexto, a disponibilidade sazonal, a durabilidade e a evitação de alimentos que promovem inflamações representam desafios especiais. Descubra neste capítulo como superar esses desafios e criar um estoque saudável e benéfico.

Através da combinação habilidosa de compras sazonais e diferentes métodos de conservação (congelamento, enlatamento, secagem, fermentação), é possível criar um rico estoque de alimentos anti-inflamatórios que apoia uma dieta adequada para doenças autoimunes durante todo o ano.

Guia de Compras Sazonais

Comprar produtos sazonais oferece inúmeras vantagens para pessoas que buscam uma mudança alimentar autoimune. Frutas e vegetais frescos, colhidos no ponto de maturação natural, frequentemente contêm concentrações mais altas de vitaminas, minerais e compostos bioativos. [s41] Esses micronutrientes e compostos bioativos podem fortalecer as defesas do corpo e, assim, ajudar a aliviar a inflamação, que desempenha um papel nas doenças autoimunes. [s41] Quem integra abóbora em sua dieta no inverno se beneficia de sua riqueza em beta-caroteno, que é convertido em vitamina A no corpo e possui propriedades antioxidantes. Ao focar em produtos sazonais, a diversidade no prato é promovida, contribuindo assim para uma ingestão equilibrada de nutrientes. Alimentos sazonais também costumam ser mais baratos, pois os custos de transporte e armazenamento são menores. [s41] Caminhos de transporte curtos também significam menor impacto ambiental, pois geram menos emissões de CO_2. [s41] Outro aspecto é o sabor: produtos sazonais têm um gosto mais intenso, pois são colhidos maduros e não precisam ser transportados imaturos. Ao comprar em mercados locais ou diretamente de agricultores, a frescura dos produtos pode ser verificada diretamente. O plano de compras sazonais pode ser ampliado através do congelamento ou conservação de certas frutas e vegetais, para aproveitar suas propriedades positivas mesmo fora da temporada. Por exemplo, frutas vermelhas podem ser congeladas no verão para serem usadas no inverno em smoothies ou sobremesas. Assim, a compra consciente de alimentos sazonais não apenas contribui para a própria saúde, mas também apoia fornecedores locais e protege o meio ambiente.

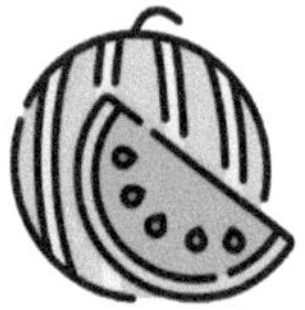

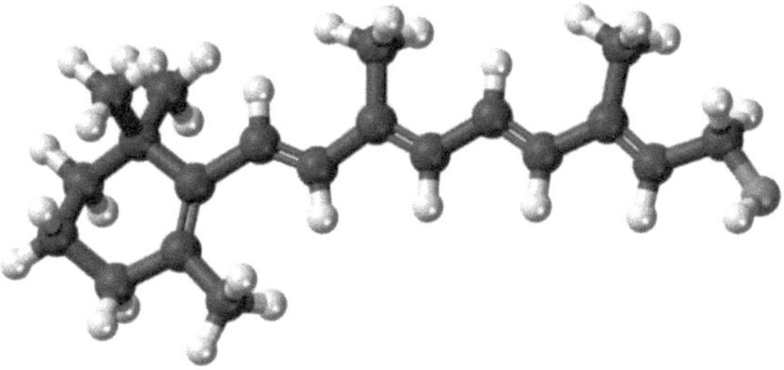

Vitamina A [i29]

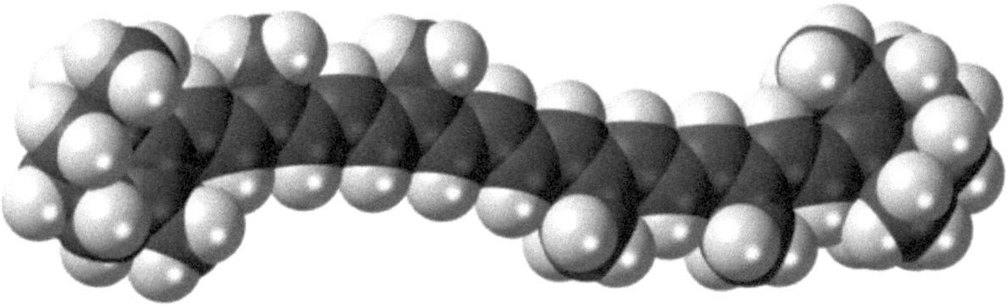

Betacaroteno [i30]

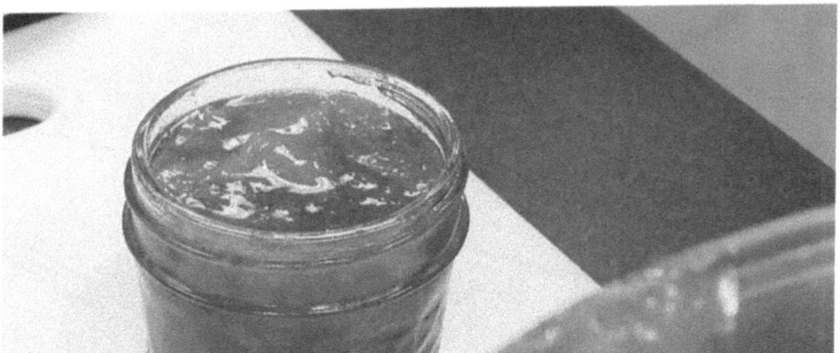

Conservar/Fazer conservas [i31]

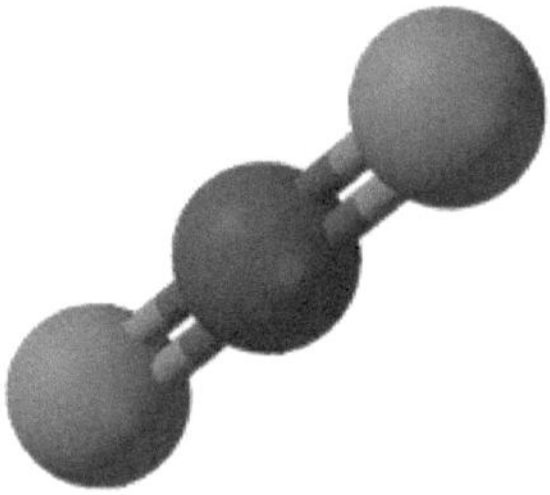

Dióxido de carbono [i32]

Bom saber

Congelamento
Um método de conservação de alimentos através do congelamento, que preserva amplamente o teor de nutrientes e permite armazenar e usar alimentos sazonais por um período mais longo.

Conservação
Um método de conservação de alimentos onde estes são aquecidos em frascos para eliminar microrganismos e prolongar a durabilidade. Através da conservação, alimentos sazonais podem ser apreciados mesmo fora da temporada, sem perda de nutrientes.

Mudança Alimentar Autoimune
Uma mudança alimentar que visa reduzir inflamações e modular o sistema imunológico através da seleção de certos alimentos, para aliviar os sintomas de doenças autoimunes.

Produtos Sazonais
Alimentos colhidos no período natural de maturação, que frequentemente apresentam maior teor de nutrientes e sabor mais intenso. Comprar produtos sazonais apoia fornecedores locais, protege o meio ambiente e promove uma dieta variada.

Propriedades Antioxidantes
A capacidade de substâncias de neutralizar radicais livres no corpo, prevenindo danos celulares. Antioxidantes desempenham um papel importante na prevenção de doenças crônicas e podem ser obtidos através do consumo de frutas e vegetais sazonais.

Disponibilidade Sazonal de Produtos

Pico de disponibilidade de alimentos importantes para doenças autoimunes.

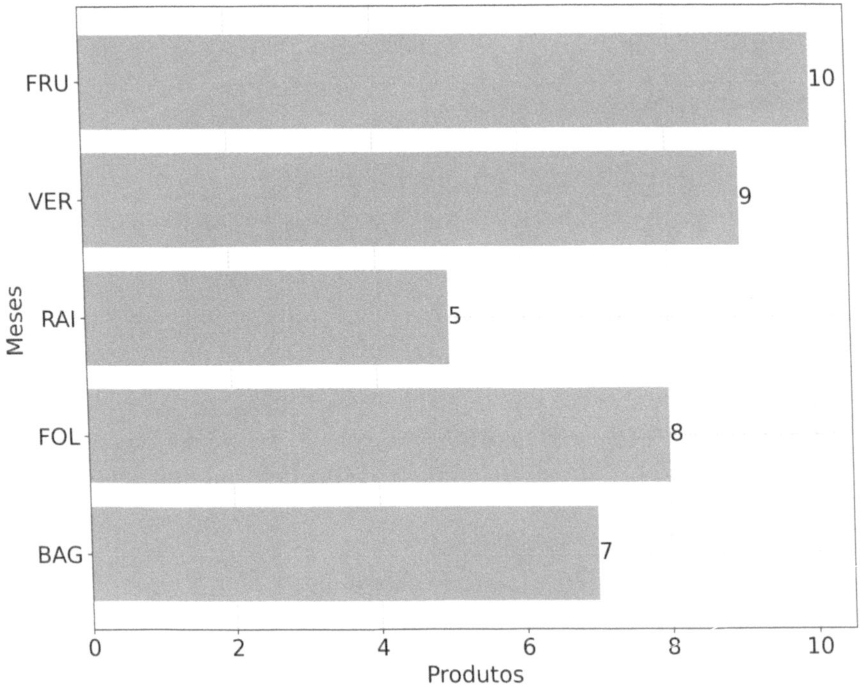

BAG: Bagas

FRU: Frutas

VER: Vegetais Verdes

FOL: Vegetais Folhosos

RAI: Vegetais de Raiz

O gráfico destaca os meses com a maior abundância de vários itens de produtos agrícolas, permitindo que indivíduos em uma dieta autoimune priorizem as compras sazonais para obter o máximo de frescor e densidade de nutrientes. Escolher produtos da estação geralmente resulta em melhor qualidade e custos potencialmente menores.

Armazenamento de alimentos anti-inflamatórios

Uma boa estratégia de armazenamento é essencial para uma alimentação anti-inflamatória. O foco deve estar em alimentos frescos e não processados. [s42] Vegetais e frutas congelados oferecem uma alternativa prática aos produtos frescos e mantêm muitos de seus valiosos nutrientes. Leguminosas secas, nozes e sementes também são boas opções para armazenamento a longo prazo, fornecendo proteínas, fibras e gorduras saudáveis. Ao escolher óleos, devem ser preferidas as variedades prensadas a frio, como azeite de oliva ou óleo de linhaça, que são ricas em omegafettsaeuren. Esses ácidos graxos poli-insaturados têm um efeito positivo nos processos inflamatórios do corpo. Assim, um estoque de sementes de linhaça ou nozes, que também são ricas em ácidos graxos ômega-3, pode garantir o fornecimento mesmo fora da temporada de nozes frescas. Alimentos que promovem a inflamação, como produtos processados, açúcar e álcool, devem ser evitados. [s42]

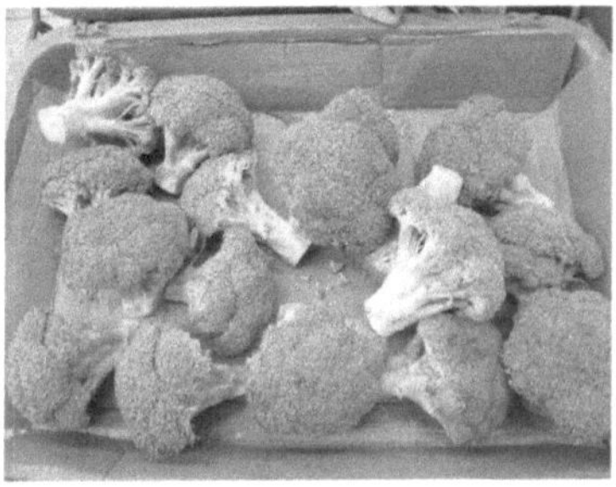

Brócolis [i33]

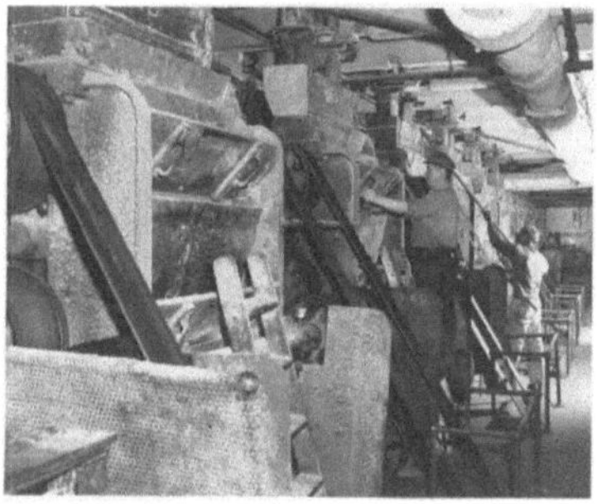

Óleo de linhaça [i34]

A preparação também desempenha um papel: a bioacessibilidade e, portanto, o efeito anti-inflamatório de certos ingredientes, como flavonas, podem ser influenciados pela preparação. Flavonas que estão na forma de aglicona são melhor absorvidas pelo corpo e, assim, exercem seu efeito completo. [s43] Um prato com brócolis cozidos no vapor (rico em agliconas de flavona) é, portanto, mais anti-inflamatório do que um prato com brócolis cru, que contém mais flavonglicosídeos. A seleção e preparação cuidadosa de alimentos permite otimizar o efeito anti-inflamatório da dieta e beneficiar-se a longo prazo das vantagens para a saúde.

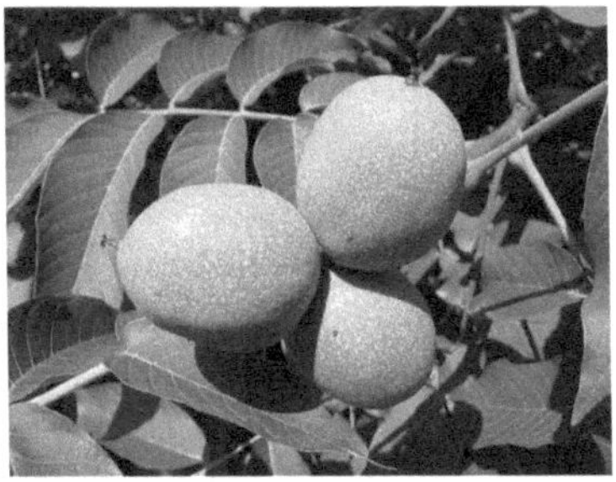

Noz [i35]

Bom saber

Alimentação Anti-inflamatória

Uma forma de alimentação que visa reduzir inflamações no corpo, evitando alimentos que promovem a inflamação e preferindo alimentos anti-inflamatórios. Ela desempenha um papel importante no tratamento de doenças autoimunes.

Bioacessibilidade

Indica quão bem um nutriente pode ser absorvido e utilizado pelo corpo. Vários fatores, como a preparação dos alimentos, podem influenciar a bioacessibilidade.

Flavonglicosídeos

Flavonas que estão ligadas a uma molécula de açúcar. Essa ligação deve ser quebrada no intestino antes que o corpo possa absorvê-las.

Distribuição do Armazenamento de Alimentos Anti-inflamatórios

Distribuição das categorias de armazenamento de alimentos anti-inflamatórios.

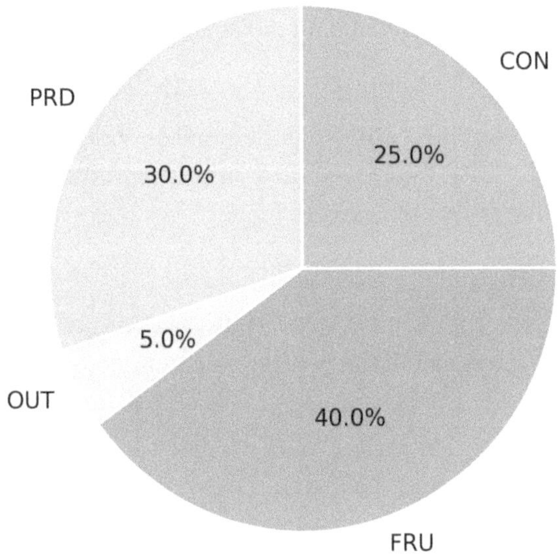

CON: Conservas (Grãos, Legumes, Nozes, Sementes)

FRU: Produtos Frescos (Frutas e Vegetais)

OUT: Outros (Ervas, Especiarias, Óleos etc.)

PRD: Congelados (Frutas, Vegetais e Refeições)

A maior parte do armazenamento concentra-se em produtos frescos, refletindo a importância de vitaminas e antioxidantes prontamente disponíveis. Os itens congelados constituem um backup substancial para produtos agrícolas e refeições prontas, garantindo o acesso contínuo a ingredientes benéficos. Os alimentos básicos da despensa formam uma base para o preparo das refeições, enquanto a menor categoria, 'outros', provavelmente inclui itens como ervas, especiarias e óleos especiais, contribuindo com sabor e outros benefícios anti-inflamatórios.

Conservação

A conservação de alimentos oferece diversas possibilidades para aproveitar os benefícios de uma dieta anti-inflamatória e adequada para doenças autoimunes a longo prazo. Através de métodos de conservação adequados, é possível aproveitar picos sazonais e garantir a disponibilidade de nutrientes valiosos durante todo o ano. O congelamento é um método especialmente suave para preservar vitaminas e sekundaere_pflanzenstoffe. Freezers oferecem espaço para frutas, vegetais ou ervas, que assim mantêm sua frescura. O congelamento é adequado, por exemplo, para frutas porcionadas para smoothies ou vegetais para sopas. O enlatamento, um método tradicional de conservação, permite a preservação de frutas e vegetais em frascos. Através do aquecimento, microorganismos são eliminados e os alimentos são conservados. Geleias, chutneys ou vegetais enlatados caseiros ampliam o cardápio e reduzem a necessidade de produtos industrializados. A secagem é outro método para prolongar a durabilidade. Frutas, vegetais, ervas e cogumelos podem ser secos de forma suave e, em seguida, armazenados em embalagens herméticas. Alimentos secos são excelentes para preparar sopas, molhos ou como lanche. A fermentação, ou seja, a fermentação controlada de alimentos, é um método valioso de conservação e oferece benefícios adicionais à saúde. Alimentos fermentados como chucrute, kimchi ou kefir contêm probióticos que promovem a saúde intestinal. Um intestino saudável desempenha um papel importante no sistema imunológico e pode ajudar a reduzir inflamações. Em todos os métodos

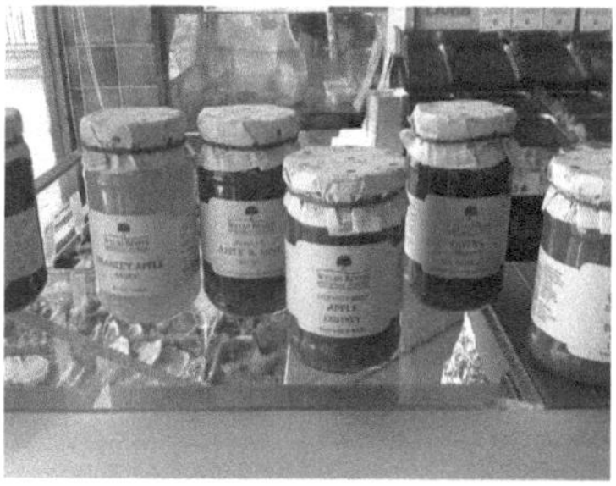

Chutney [i36]

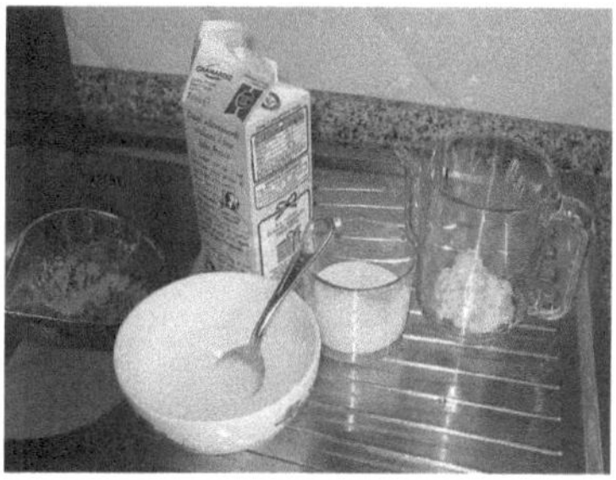

Kefir [i37]

de conservação, é importante observar a higiene para prevenir o crescimento de fungos e bactérias. O armazenamento adequado dos alimentos conservados também é crucial para manter a qualidade e o conteúdo nutricional. Fresco, seco e escuro são condições ideais para a maioria dos suprimentos. Assim, você pode garantir que seus alimentos permaneçam duráveis e saudáveis por muito tempo. A combinação de diferentes métodos de conservação permite criar um estoque variado e saudável, que forma a base para uma dieta equilibrada e apoia de forma ideal os efeitos positivos da terapia nutricional.

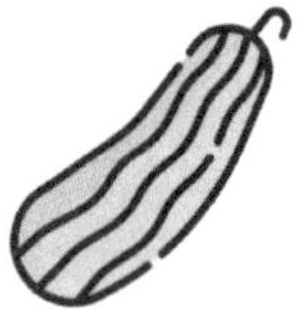

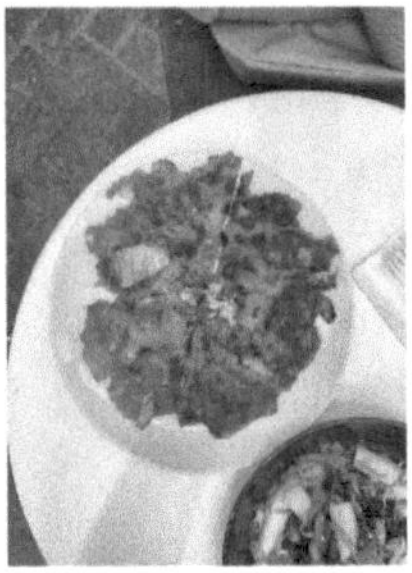

Kimchi [i38]

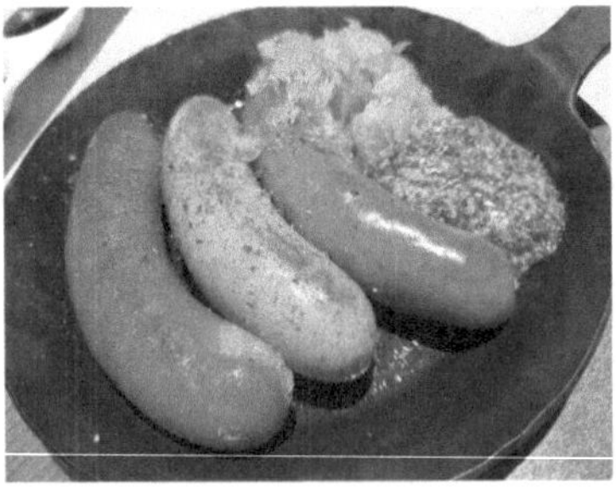

chucrute [i39]

Bom saber

Anti-inflamatório

No contexto da dieta autoimune, anti-inflamatório significa que alimentos ou medidas ajudam a reduzir inflamações crônicas no corpo, frequentemente associadas a doenças autoimunes.

Métodos de Conservação

Métodos de conservação servem para prolongar a durabilidade dos alimentos. Eles permitem desfrutar de alimentos sazonais durante todo o ano e reduzir o desperdício de alimentos.

Terapia Nutricional

A terapia nutricional utiliza a alimentação para tratar ou prevenir doenças. No contexto de doenças autoimunes, visa reduzir inflamações e regular o sistema imunológico.

Retenção de Nutrientes ao Longo do Tempo

Perda de nutrientes em diferentes métodos de conservação de alimentos ao longo do tempo.

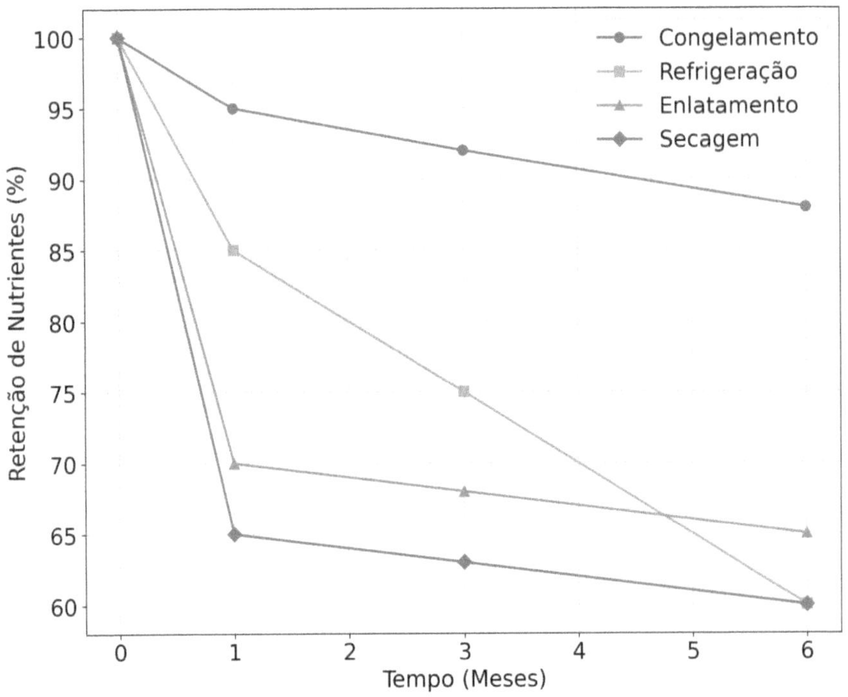

O congelamento geralmente preserva os nutrientes melhor do que outros métodos, especialmente por períodos mais longos. A refrigeração mostra um declínio gradual, enquanto o enlatamento e a secagem experimentam uma perda inicial significativa, mas depois se estabilizam. Isso destaca a importância de escolher o método de preservação certo para alimentos específicos e a retenção de nutrientes desejada.

Conselhos concretos

- Crie um 'calendário sazonal' que facilite a sua visão sobre a oferta atual de frutas e vegetais regionais durante as compras.
- Visite regularmente feiras de agricultores na sua região e descubra variedades de vegetais desconhecidas e frutas antigas.
- Converse com os feirantes sobre a melhor forma de armazenar e preparar os produtos.
- Organize sua despensa de acordo com a durabilidade e o uso, para minimizar o desperdício de alimentos e manter sempre uma visão clara.
- Identifique os alimentos congelados com a data e o conteúdo, para manter a organização e utilizá-los a tempo.
- Crie um pequeno jardim de ervas na varanda ou na janela, para ter ervas frescas sempre à mão.
- Experimente conservar vegetais em vinagre ou óleo – assim você cria reservas aromáticas e duráveis.
- Prepare grandes quantidades de sopas, ensopados ou molhos e congele-os em porções, para ter uma refeição saudável rapidamente à disposição.
- Aproveite o fim de semana para preparar frutas e vegetais sazonais para a semana, economizando tempo no dia a dia.
- Estabeleça um ritual mensal para verificar sua despensa e utilizar o que está prestes a vencer.
- Transforme frutas e vegetais que não estão mais frescos o suficiente para consumo direto em smoothies, sopas ou purês.
- Seque restos de pão e transforme-os em migalhas ou croutons.

2. 3 Técnicas de Cozinha

Uma alimentação adequada para doenças autoimunes muitas vezes requer técnicas culinárias especiais. O preparo correto preserva nutrientes valiosos e influencia o sabor, a textura e a durabilidade dos alimentos. Desafios como a perda de nutrientes devido ao calor ou processos que consomem muito tempo devem ser superados. Métodos de cozimento suaves minimizam a perda de vitaminas solúveis em água e preservam minerais importantes. Preparações eficientes e estratégias que economizam tempo facilitam a implementação no dia a dia. Descubra neste capítulo como você pode otimizar e desfrutar de sua alimentação adequada para doenças autoimunes com as técnicas culinárias corretas.

Para uma alimentação rica em nutrientes em doenças autoimunes, métodos de cozimento suaves como vapor, cozimento no micro-ondas ou sous-vide são fundamentais, pois minimizam a perda de vitaminas e minerais e melhoram a disponibilidade de nutrientes.

Preparação cuidadosa

A preparação cuidadosa reduz a perda de nutrientes e preserva a qualidade dos alimentos. Vitaminas especialmente solúveis em água, como vitamina C, são sensíveis ao calor e à lixiviação na água de cozimento [s44]. Cozinhar a vapor e no micro-ondas minimiza essas perdas, pois o contato com a água e o tempo de cozimento são reduzidos [s44]. As paredes celulares dos vegetais são quebradas pela ação do calor, o que aumenta a disponibilidade de vitaminas lipossolúveis, mas o curto tempo de cozimento evita perdas maiores de nutrientes [s44]. Assim, o brócolis cozido de forma cuidadosa retém mais vitaminas do que o cozido por muito tempo. O β-caroteno também se beneficia da preparação cuidadosa, pois as paredes celulares quebradas pelo calor facilitam a absorção deste provitamina [s44]. Além de cozinhar a vapor e no micro-ondas, o sous-vide, que é o cozimento em saco a vácuo a baixas temperaturas, oferece outras vantagens [s45]. Com o controle preciso da temperatura e a ausência de contato com o oxigênio, o sabor, a textura e os nutrientes são preservados de forma ideal [s45] [s46]. Os vegetais cozidos sous-vide mantêm mais aroma e vitaminas, pois os nutrientes solúveis em água permanecem no saco a vácuo [s45]. A durabilidade dos alimentos também pode ser prolongada pelo sous-vide, pois o crescimento de bactérias é inibido pelas baixas temperaturas e pela

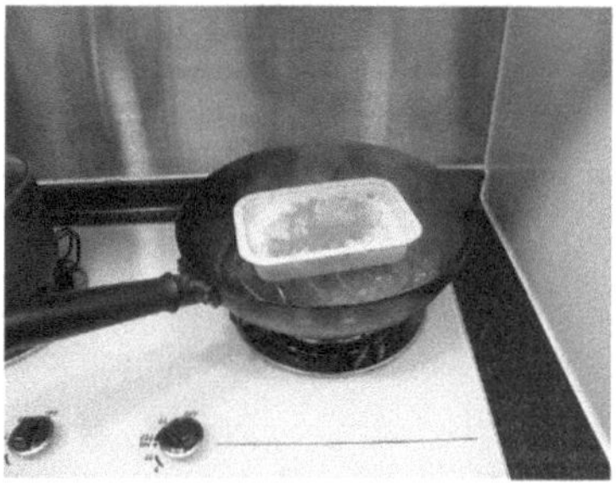

Cozinhar a vapor [i40]

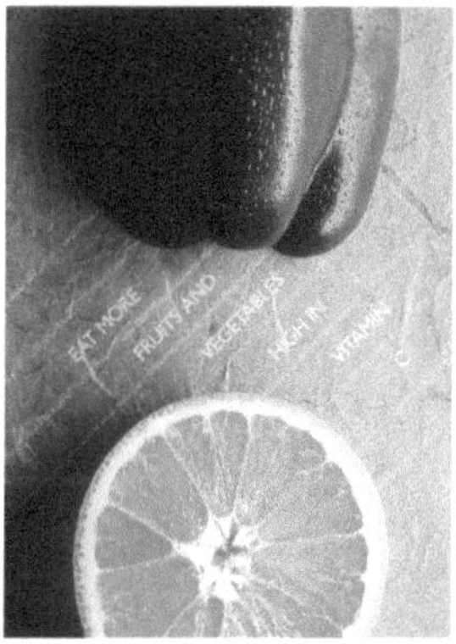

Vitamina C [i41]

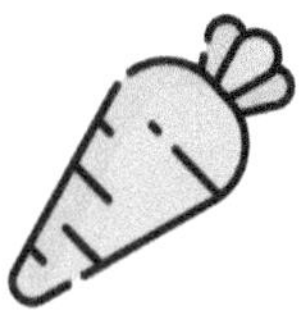

embalagem a vácuo [s46]. A preparação cuidadosa de carnes, como por meio de cozimento a baixa temperatura por longo tempo, também preserva os nutrientes e melhora simultaneamente a maciez e o sabor [s47]. Portanto, a escolha do método adequado depende do alimento e do resultado desejado.

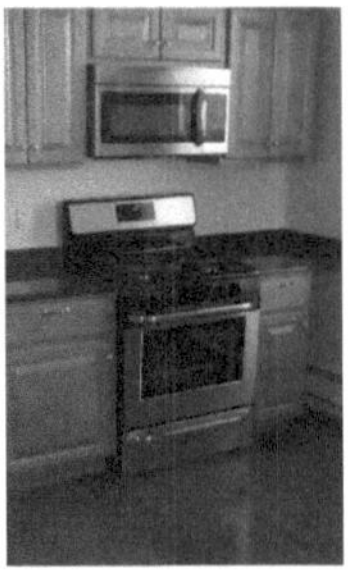

Cozinhar no micro-ondas [i42]

Bom saber

Cozimento a baixa temperatura por longo tempo

Cozimento a baixa temperatura por longo tempo é um método de cocção onde os alimentos são cozidos por um período prolongado a temperaturas baixas. Este método torna a carne especialmente macia e suculenta, ao mesmo tempo que preserva os nutrientes. Em doenças autoimunes, este método de cocção pode ajudar a melhorar a digestibilidade da carne e otimizar a ingestão de nutrientes.

Vitamina C

A vitamina C é um importante antioxidante que ajuda na formação de colágeno, na cicatrização de feridas e no fortalecimento do sistema imunológico. Em doenças autoimunes, uma ingestão adequada de vitamina C pode ajudar a reduzir o estresse oxidativo e apoiar a função imunológica.

Vitaminas lipossolúveis

As vitaminas lipossolúveis (A, D, E e K) desempenham um papel importante em várias funções corporais, incluindo o sistema imunológico, a saúde óssea e a função celular. Em doenças autoimunes, uma ingestão adequada dessas vitaminas é importante para prevenir deficiências e apoiar a saúde.

Retenção de Nutrientes nos Métodos de Cozimento

Comparação da retenção de nutrientes em vários métodos de cozimento relevantes para dietas autoimunes.

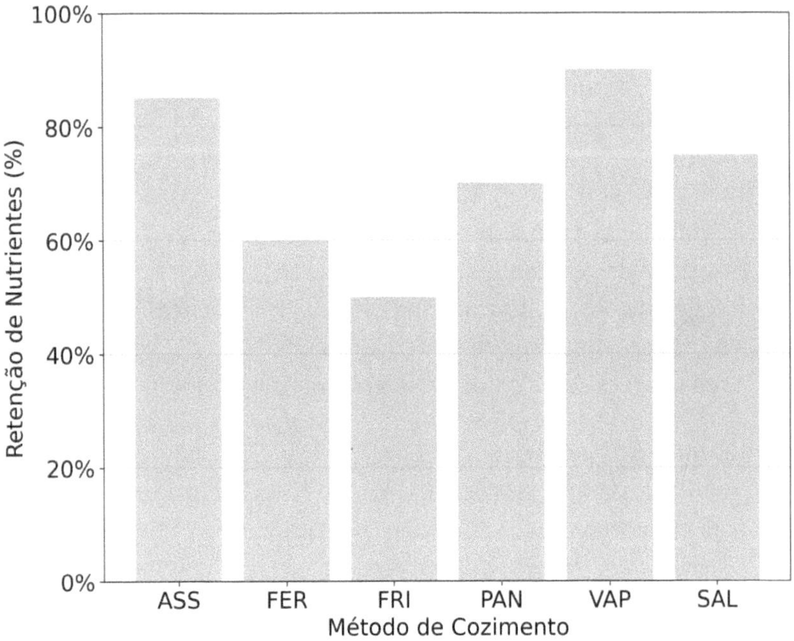

ASS: Assar

FER: Fervura

FRI: Fritura

PAN: Panela de Pressão

SAL: Saltear

VAP: Vapor

Cozinhar no vapor e assar geralmente preservam melhor os nutrientes do que ferver ou fritar. Embora o cozimento sob pressão seja eficiente, algumas vitaminas solúveis em água podem ser perdidas. Escolher métodos de cozimento apropriados pode impactar significativamente a ingestão de nutrientes para indivíduos que gerenciam condições autoimunes.

Métodos de cozimento que preservam os nutrientes

Os nutrientes são melhor preservados pela escolha do método de preparo adequado. Enquanto o cozimento prolongado em água pode levar a perdas significativas de vitaminas hidrossolúveis (por exemplo, vitamina C) e minerais, pois estes se dissolvem na água de cozimento [s48], métodos alternativos de cozimento oferecem vantagens. O cozimento a vapor mantém valores nutricionais comparáveis ao cozimento convencional, especialmente em vegetais como brócolis [s48]. O cozimento no micro-ondas pode até melhorar a disponibilidade de certos nutrientes, como carotinoide [s48]. Além disso, o preparo em saco a vácuo (Sous-vide) a baixas temperaturas minimiza perdas de nutrientes e preserva aroma e textura [s49]. O preparo cuidadoso não apenas preserva vitaminas, mas também influencia o teor de minerais, como potássio e sódio [s48]. Um aspecto importante é evitar calor excessivo e longos tempos de cozimento. Através do blanchimento – imersão rápida em água fervente – é possível interromper a atividade de enzimas que levam à degradação dos nutrientes, ao mesmo tempo em que se preservam a cor e a textura dos vegetais. A água do blanchimento pode ser utilizada posteriormente para sopas ou molhos, aproveitando os nutrientes dissolvidos. O método de cozimento adequado contribui significativamente para a ingestão de nutrientes e oferece diversas possibilidades de combinar sabor e benefícios à saúde de forma ideal. A informação ao público sobre métodos de preparo que preservam nutrientes é essencial para otimizar a absorção de nutrientes de alimentos vegetais [s50].

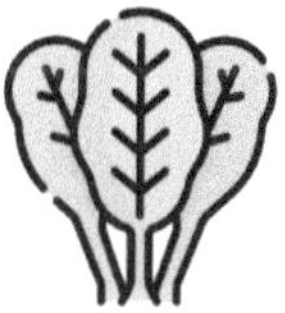

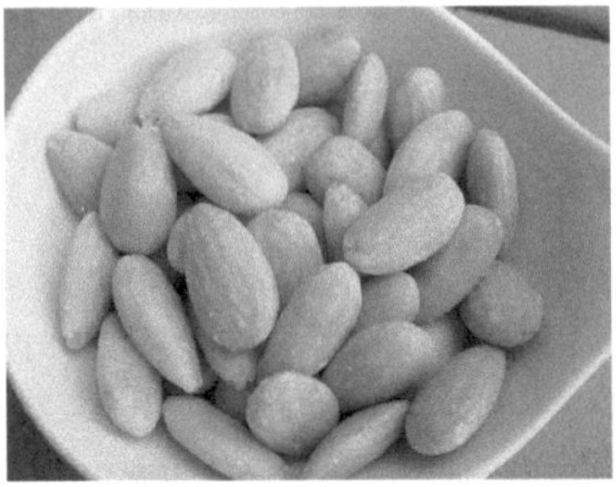

Branquear [i43]

Bom saber

Blanchimento

O blanchimento é uma técnica culinária em que os alimentos são mergulhados rapidamente em água fervente e, em seguida, resfriados em água com gelo. O blanchimento desativa enzimas que aceleram a degradação dos nutrientes. Ao mesmo tempo, a cor, a textura e os nutrientes importantes para uma dieta autoimune são melhor preservados.

Retenção de Nutrientes em Métodos de Cozimento

Retenção de nutrientes vs. tempo e temperatura para vários métodos de cozimento.

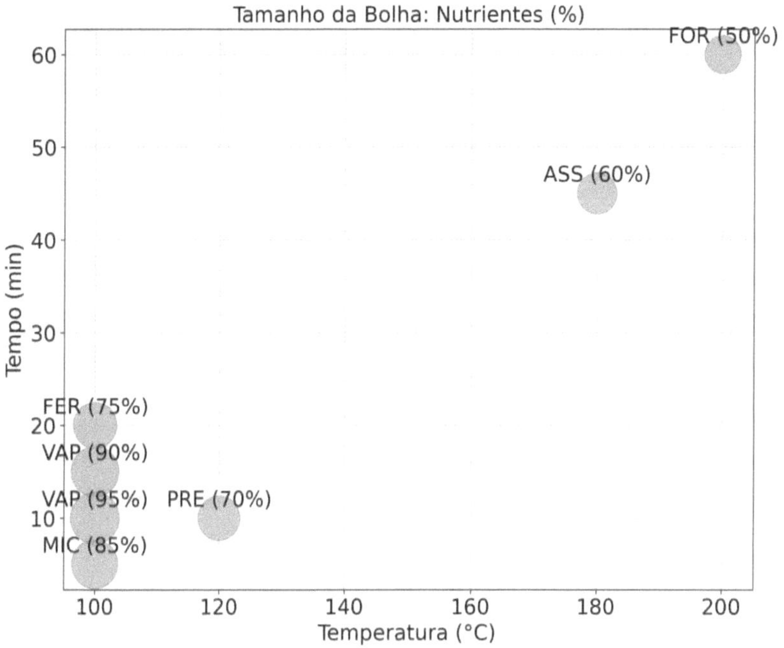

Blasengröße: Nutrientes (%)

ASS: Assado (Frango)

FOR: Assado (Carne Bovina)

PRE: Cozimento sob Pressão (Carne)

FER: Fervura (Vegetais)

MIC: Micro-ondas (Vegetais)

VAP: Cozimento a Vapor (Vegetais)

Cozinhar no vapor e no micro-ondas geralmente preserva mais nutrientes devido aos tempos de cozimento mais curtos e temperaturas mais baixas. Ferver e cozinhar sob pressão, embora eficientes, podem levar a alguma perda de nutrientes, particularmente vitaminas solúveis em água. Assar e assar, com seus tempos de cozimento mais longos e temperaturas mais altas, mostram o maior potencial para perda de nutrientes. Escolher o método de cozimento certo depende do nutriente específico e do resultado desejado. Para uma retenção ideal de nutrientes, tempos de cozimento mais curtos e temperaturas mais baixas são geralmente preferidos.

Preparação Eficiente em Termos de Tempo

A preparação eficiente em termos de tempo é um fator importante para a implementação bem-sucedida de uma dieta autoimune. O einfrieren de alimentos – legumes, frutas, mas também pratos prontos ou molhos – economiza tempo e aumenta a disponibilidade de ingredientes saudáveis, mesmo fora da temporada. [s51] O vegetal congelado pode ser retirado em porções e processado diretamente, sem necessidade de lavar ou cortar previamente. Assim, o tempo de preparação de uma refeição é significativamente reduzido. [s51] Preparar componentes individuais com antecedência também contribui para a organização da cozinha. Leguminosas podem ser deixadas de molho durante a noite, e os legumes podem ser cortados e armazenados na geladeira. [s51] Para um lanche rápido, os smoothies são uma boa opção: frutas e vegetais congelados são rapidamente processados e fornecem nutrientes valiosos. [s51] Outro aspecto da organização eficiente da cozinha é a escolha das receitas. Pratos simples com poucos ingredientes e tempos de cozimento curtos facilitam a implementação de uma alimentação saudável no dia a dia. [s51] Entre outros, os ensopados são ideais, pois podem ser preparados em grandes quantidades e congelados em porções. Em vez de cozinhar frescos todos os dias, é possível recorrer a reservas. O pré-cozimento de acompanhamentos como quinoa ou arroz para vários dias também economiza tempo e esforço. A combinação de planejamento inteligente, ingredientes preparados e receitas simples possibilita uma alimentação saudável e ao mesmo tempo que economiza tempo.

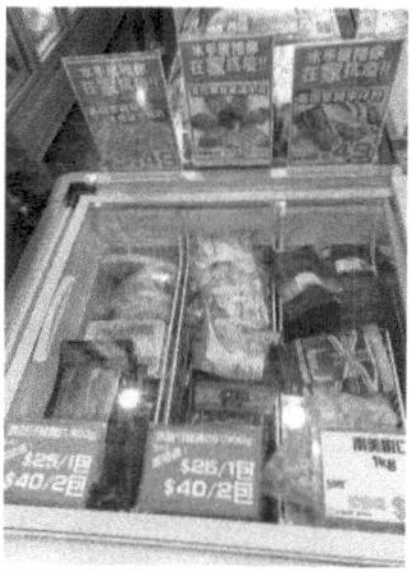

Congelar [i44]

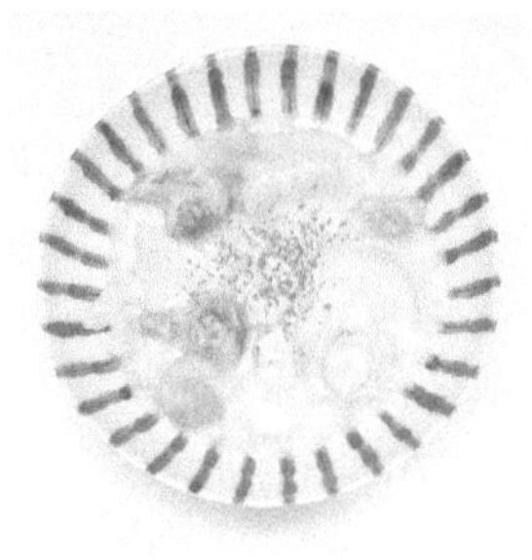

Guisados/Cozidos [i45]

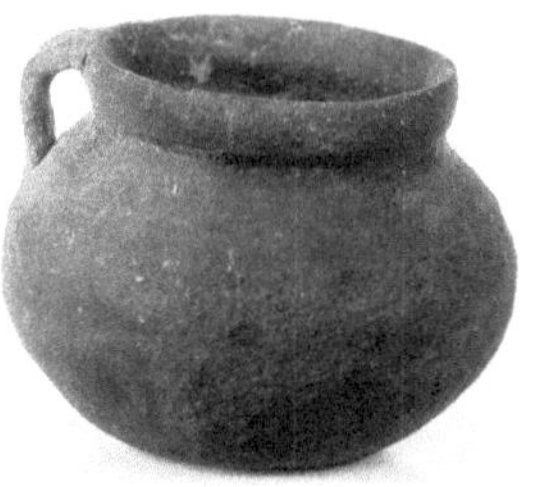

Preparar as refeições com antecedência [i46]

Bom saber

Pré-cozimento

O pré-cozimento de acompanhamentos como quinoa, arroz ou outros grãos é uma estratégia que economiza tempo na dieta autoimune. Os acompanhamentos cozidos podem ser armazenados na geladeira e rapidamente adicionados a uma refeição conforme necessário. Isso facilita a adesão às diretrizes nutricionais e contribui para uma ingestão regular de nutrientes.

Smoothies

Os smoothies são uma maneira rápida e fácil de integrar uma variedade de ingredientes ricos em nutrientes, como frutas, legumes, ervas e fontes de proteína, na dieta autoimune. Eles são especialmente úteis para pessoas com problemas digestivos, pois os ingredientes já estão triturados e, portanto, são mais fáceis de digerir. Os smoothies podem ajudar a atender às necessidades nutricionais e reduzir inflamações.

Congelados

Os vegetais e frutas congelados oferecem uma alternativa prática aos produtos frescos, especialmente fora da temporada. Eles já estão lavados, cortados e branqueados, o que reduz significativamente o tempo de preparação das refeições dentro de uma dieta autoimune. O choque de congelamento preserva muitos nutrientes que podem contribuir para a saúde intestinal e o sistema imunológico.

Técnicas de Culinária Eficientes em Tempo

Comparação do tempo gasto para vários métodos de cozinhar.

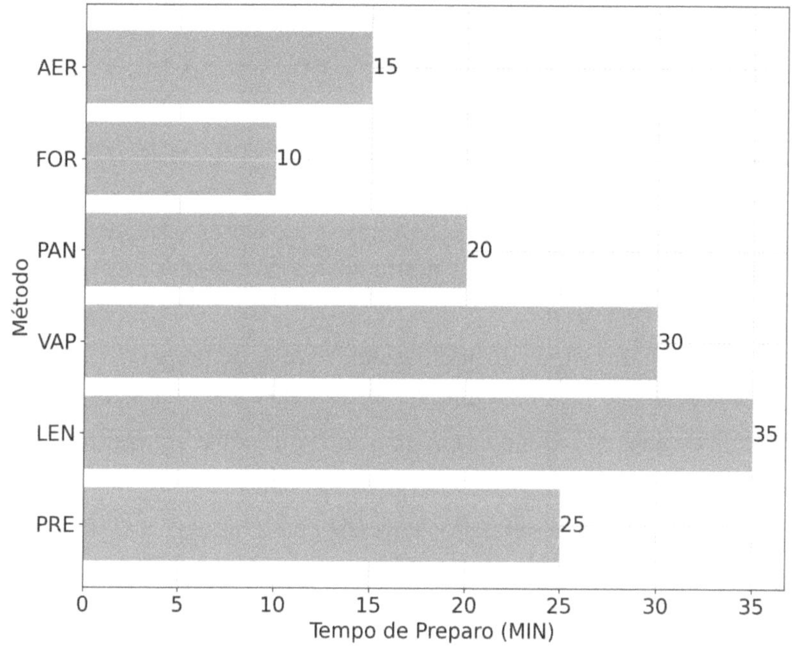

AER: Fritadeira a Ar

FOR: Forno

LEN: Cozimento Lento

PAN: Panela

PRE: Panela de Pressão

VAP: Vapor

O gráfico destaca diferenças significativas de tempo entre vários métodos de cozinhar. O cozimento sob pressão e o cozimento lento se destacam como opções particularmente eficientes em termos de tempo, enquanto métodos como assar e cozinhar no fogão exigem mais tempo ativo. Essas informações podem ser valiosas para indivíduos que procuram otimizar seu tempo na cozinha, especialmente aqueles que gerenciam doenças autoimunes e precisam priorizar o descanso e a redução do estresse.

Conselhos concretos

- Processar restos de vegetais como folhas de cenoura ou talos de brócolis, transformando-os em pesto, sopas ou caldo de legumes.
- Varie suas técnicas de cozimento: refogue os vegetais em fogo alto em vez de cozinhá-los no vapor para criar sabores tostados.
- Experimente combinações de especiarias incomuns na preparação de vegetais, como canela com couve de Bruxelas ou cardamomo com couve-flor.
- Aproveite a casca de frutas cítricas: rale a casca e congele-a para aromatizar bolos ou smoothies mais tarde.
- Cozinhe seus vegetais em seu próprio suco em um saco de assar no forno – assim, o aroma e os nutrientes são preservados de forma ideal.
- Invista em um vapor steamer: assim, você pode preparar vários tipos de vegetais ao mesmo tempo de forma suave e economizar tempo.
- Bata os vegetais restantes em uma sopa ou molho cremoso e congele em porções.
- Use a água de cozimento dos vegetais como base para sopas ou molhos, aproveitando os nutrientes dissolvidos.
- Deixe frutas e vegetais de molho em água fria por um curto período antes de consumir, para relaxar as paredes celulares e melhorar a absorção de nutrientes.
- Prepare suas próprias misturas de especiarias e experimente diferentes sabores.
- Seque ervas e vegetais você mesmo para preservá-los por mais tempo e usá-los em seus pratos no inverno.

Revisão - 2. Implementação Prática no Dia a Dia

A implementação de uma dieta autoimune no dia a dia pode parecer complexa à primeira vista, mas com uma estratégia bem pensada e as ferramentas certas, esse desafio pode ser superado. Um passo importante é o planejamento das suas refeições – café da manhã, almoço, jantar e lanches. Pense sobre quais alimentos fazem bem a você e quais deve evitar. Um diário alimentar pode ajudá-lo a identificar intolerâncias e documentar seu progresso. Integre fontes variadas de proteína, como ovos, peixe e – dependendo da sua forma de alimentação – também carne, combinadas com uma diversidade colorida de vegetais, preparados de forma suave para preservar os nutrientes valiosos. Não se esqueça das gorduras saudáveis, como o uso de azeite de oliva de alta qualidade ou óleo de coco.

Para minimizar o esforço na cozinha e, ao mesmo tempo, otimizar a ingestão de nutrientes, recomenda-se a preparação eficiente das suas refeições. Cozinhar em grandes quantidades e congelar são estratégias valiosas. Por exemplo, prepare porções maiores de ensopados, sopas ou molhos e divida-os para a semana. Acompanhamentos como quinoa ou arroz também podem ser cozidos com antecedência e armazenados na geladeira. Vegetais e frutas congelados são igualmente auxiliares práticos no dia a dia, oferecendo uma alternativa rápida e rica em nutrientes aos produtos frescos, especialmente fora da temporada. Aproveite os benefícios dos smoothies para obter rapidamente uma dose extra de vitaminas e minerais. Experimente diferentes ingredientes e descubra suas receitas favoritas.

Produtos sazonais e regionais não apenas proporcionam experiências de sabor intensas, mas muitas vezes contêm uma concentração maior de vitaminas e minerais. Visite seu mercado local ou fazenda para adquirir alimentos frescos e de alta qualidade. Ao comprar produtos sazonais, você também apoia fornecedores locais e contribui para um estilo de vida mais sustentável. Aproveite a oportunidade de conservar alimentos sazonais por meio do congelamento, conservas ou secagem, para que possa desfrutar de seus benefícios para a saúde durante todo o ano. Ao conservar, sempre preste atenção à higiene para garantir a qualidade dos seus alimentos.

A transição para uma dieta autoimune é um processo que requer tempo, paciência e disposição para experimentar. Não seja muito duro consigo mesmo se as coisas não saírem como planejado. Concentre-se em pequenos passos viáveis e celebre suas conquistas. Uma alimentação saudável é um presente para o seu corpo e contribui significativamente para o seu bem-estar. Com uma atitude positiva e a estratégia certa, você se beneficiará a longo prazo dos efeitos positivos de uma dieta autoimune.

3. Seleção de Alimentos

Você já se perguntou por que alguns alimentos agravam seus sintomas, enquanto outros proporcionam alívio? Em doenças autoimunes, a escolha diária dos alimentos desempenha um papel crucial na evolução da doença. O caminho para uma alimentação equilibrada passa pela compreensão de quais alimentos apoiam o corpo e quais podem prejudicá-lo. A escolha correta dos alimentos pode fazer a diferença entre uma crise da doença e dias sem sintomas. Neste capítulo, você descobrirá como otimizar sua dieta de forma direcionada e encontrar alternativas saborosas.

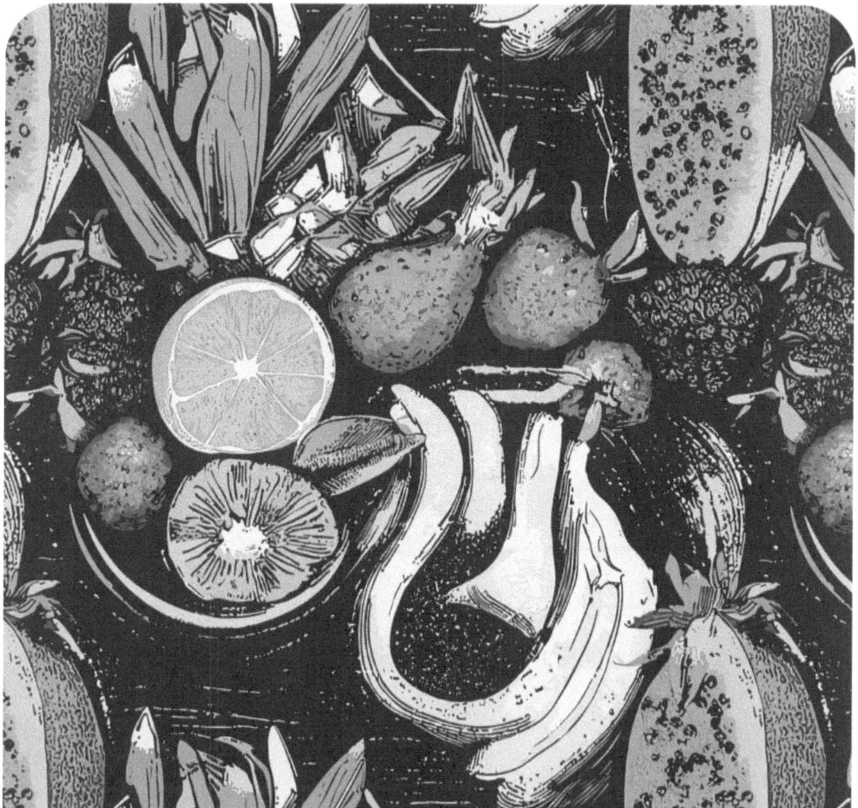

3. 1 Alimentos Recomendados

A escolha correta dos alimentos desempenha um papel decisivo nas doenças autoimunes. Quais alimentos têm efeitos positivos e quais têm efeitos negativos no corpo e no sistema imunológico é frequentemente complexo. Esta seção oferece uma orientação prática para garantir a otimização da nutrição e, ao mesmo tempo, evitar alimentos que promovem a inflamação. Descubra quais vegetais, ervas, fontes de proteína e gordura são especialmente recomendados em uma dieta autoimune e como esses podem apoiar sua saúde. Descubra o poder da alimentação adequada e assuma o controle da sua saúde.

Para pessoas com doenças autoimunes, uma dieta variada com muitos vegetais, frutas, proteínas de alta qualidade e gorduras saudáveis, especialmente ácidos graxos ômega-3, é recomendada, enquanto alimentos altamente processados, gorduras trans e o consumo excessivo de carne vermelha devem ser reduzidos. A tolerância individual a alimentos deve ser considerada.

Vegetais e ervas

Vegetais e ervas fornecem vitaminas, minerais, fibras e compostos vegetais secundários que podem ter efeitos positivos no corpo dentro de uma dieta autoimune. As fibras promovem a saúde intestinal e apoiam uma flora intestinal saudável, que, por sua vez, influencia o sistema imunológico. Compostos vegetais secundários, incluindo flavonoides e carotinoide, atuam de forma antioxidante e podem modular processos inflamatórios no corpo. Devido ao seu alto teor de água, muitos tipos de vegetais, como pepinos ou tomates, contribuem para a hidratação. Uma ingestão adequada de líquidos é essencial para numerosos processos metabólicos. Uma seleção variada de vegetais e ervas em diferentes cores garante que uma ampla gama de nutrientes seja absorvida. Por exemplo, vegetais de folhas verdes, como espinafre ou couve, são ricos em vitamina K e ácido fólico, enquanto vegetais laranja, como cenouras ou abóbora, são ricos em beta-caroteno. As ervas não apenas oferecem diversidade aromática na cozinha, mas também contêm ingredientes valiosos. O alecrim, por exemplo, possui propriedades antioxidantes, enquanto o gengibre pode ter efeitos anti-inflamatórios. Em caso de doenças autoimunes, é aconselhável preparar os vegetais de forma suave para preservar o conteúdo nutricional. Cozinhar no vapor ou branquear são métodos adequados para isso. O consumo de vegetais crus também é recomendável, mas deve ser ajustado individualmente, pois alguns tipos de alimentos crus podem causar desconforto em certas doenças autoimunes. O álcool e os aditivos alimentares, que frequentemente ocorrem em alimentos processados, podem ter efeitos pró-inflamatórios e devem ser reduzidos ou evitados em uma dieta autoimune. Em vez disso, o foco pode ser colocado em alimentos frescos e não processados, especialmente vegetais e ervas, para otimizar a ingestão de nutrientes e apoiar o sistema imunológico. Para aumentar a diversidade e melhorar a absorção de nutrientes, pode-se, por exemplo, integrar diariamente

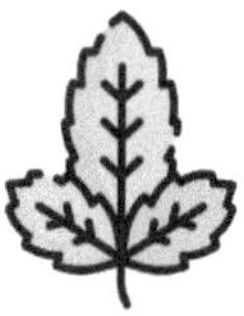

um punhado de diferentes ervas, como salsa, cebolinha e manjericão, no cardápio.

Referência a uma fonte sobre os benefícios de vegetais e ervas para a saúde, por exemplo, um livro de nutrição ou uma publicação científica.

Referência a uma fonte sobre o efeito de compostos vegetais secundários em doenças autoimunes.

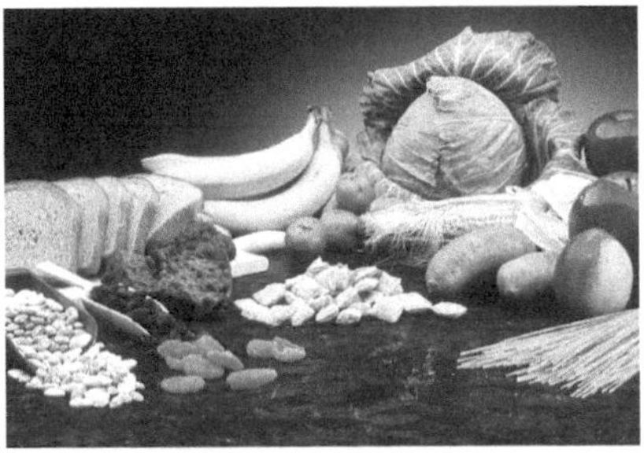

Fibra alimentar [i47]

Bom saber

Antioxidante

Substâncias antioxidantes protegem as células do corpo contra danos causados por radicais livres. Em doenças autoimunes, o estresse oxidativo é frequentemente elevado, portanto, o consumo de alimentos com efeito antioxidante é especialmente importante.

Branquear

Branquear vegetais, um breve mergulho em água fervente, inativa enzimas que aceleram a perda de vitaminas. Isso ajuda a preservar os nutrientes nos vegetais enquanto melhora a digestibilidade, o que pode ser benéfico em doenças autoimunes.

Flavonoides

Flavonoides, que ocorrem em muitas frutas e vegetais, podem ajudar a reduzir o estresse oxidativo, que muitas vezes está elevado em doenças autoimunes. Eles ajudam a proteger as células contra danos e podem modular inflamações.

Densidade de Nutrientes de Vegetais Selecionados

Comparação de nutrientes importantes em vegetais comuns.

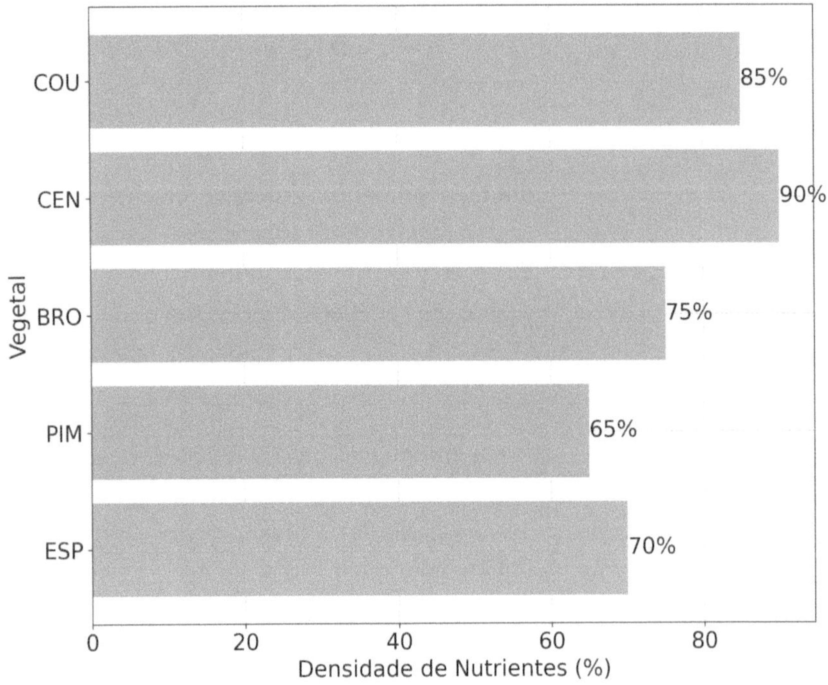

BRO: Brócolis

COU: Couve

PIM: Pimentão

CEN: Cenoura

ESP: Espinafre

Vegetais folhosos como espinafre e couve se destacam com alto teor de vitaminas e minerais, particularmente vitamina K, vitamina A e folato. Embora todos os vegetais ofereçam nutrientes valiosos, as cenouras são notavelmente ricas em vitamina A, os pimentões em vitamina C e o brócolis em vitamina C e fibra. Escolher uma variedade de vegetais coloridos garante uma ingestão diversificada de nutrientes.

Fontes de proteína de alta qualidade

Alimentos ricos em proteínas são essenciais para a manutenção das funções corporais, especialmente do sistema imunológico e da musculatura. Não apenas a quantidade, mas também a composição das proteínas é relevante. Proteínas de alta qualidade fornecem todos os aminoácidos essenciais que o corpo não pode produzir por conta própria, em quantidade suficiente e em forma biodisponível [s52]. Produtos de origem animal, como peixe, ovos, aves e laticínios, são geralmente considerados fontes de proteína de alta qualidade, pois sua composição de aminoácidos se aproxima muito das necessidades humanas [s52]. Peixes gordurosos, como salmão ou cavala, são especialmente recomendados, pois também contêm omegafettsaeuren, que podem ter efeitos anti-inflamatórios [s53]. O consumo de carne vermelha deve, ao contrário das aves, ser limitado a uma ou duas vezes por mês [s53]. Além dos produtos de origem animal, existem também numerosas fontes de proteína vegetal. Leguminosas, que incluem lentilhas, grão-de-bico e várias variedades de feijão, fornecem não apenas proteínas, mas também fibras, vitaminas e minerais [s54] [s55]. Nozes e sementes, como amêndoas, castanhas de caju, sementes de chia ou linhaça, também são ricas em proteínas e fornecem ácidos graxos valiosos [s54] [s55]. Produtos de soja e grãos integrais também contribuem para a oferta de proteínas [s54]. Para otimizar a qualidade das proteínas de alimentos vegetais, diferentes fontes de proteína podem ser combinadas. Por exemplo, leguminosas e grãos se complementam em sua composição de aminoácidos, resultando em um perfil de proteína de maior qualidade [s55]. Uma dieta variada com fontes de proteína de origem animal e vegetal atende à necessidade de aminoácidos essenciais e contribui para uma nutrição ideal. Aqueles que desejam atender sua necessidade de proteínas predominantemente com alimentos vegetais podem otimizar seu cardápio por meio da combinação intencional de diferentes grupos alimentares. Um ensopado de lentilhas com pão integral fornece um perfil de aminoácidos mais completo do que qualquer alimento isoladamente.

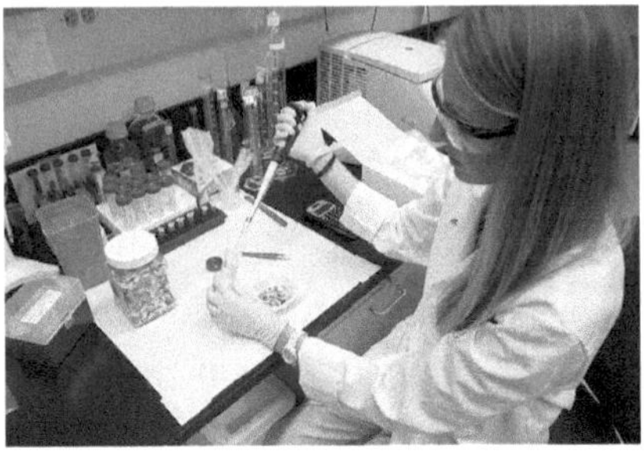

Perfil proteico [i48]

Bom saber

Aminoácidos essenciais

Aminoácidos essenciais não podem ser produzidos pelo corpo e, portanto, devem ser obtidos através da alimentação. Eles são cruciais para muitas funções corporais, incluindo a formação de proteínas, enzimas e hormônios. Uma ingestão adequada de aminoácidos essenciais pode ajudar a fortalecer o sistema imunológico e reduzir inflamações.

Fibras

Fibras são carboidratos não digeríveis que promovem a saúde intestinal e podem influenciar positivamente o sistema imunológico. Elas ajudam a regular o trânsito intestinal, promovem o crescimento de bactérias intestinais benéficas e podem ajudar a reduzir inflamações no intestino, o que pode ser benéfico em doenças autoimunes.

Perfil de proteína

O perfil de proteína descreve a composição de aminoácidos em uma proteína. Um perfil de proteína completo contém todos os aminoácidos essenciais em quantidade suficiente. A combinação de diferentes fontes de proteína vegetal, como leguminosas e grãos, pode resultar em um perfil de proteína completo que fornece ao corpo todos os aminoácidos necessários.

Fontes Ótimas de Proteína para Dietas Autoimunes

Distribuição de proteína recomendada para indivíduos com doenças autoimunes.

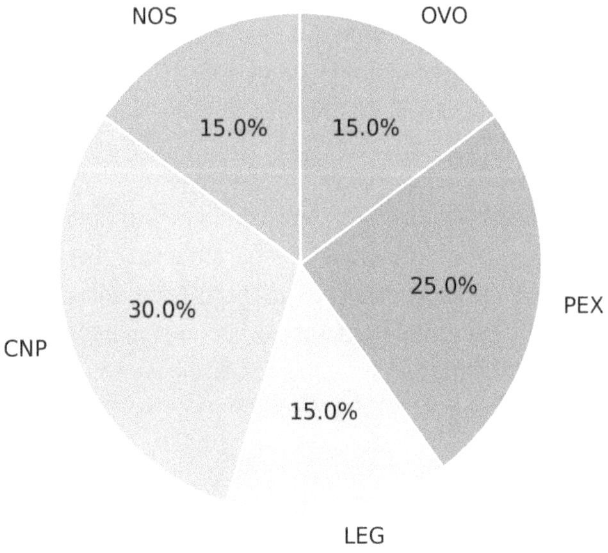

CNP: Carnes e Aves Magras (ex: frango, peru, boi)

NOS: Nozes e Sementes (ex: amêndoas, nozes, sementes de chia)

PEX: Peixes (ex: salmão, atum, sardinhas)

LEG: Leguminosas (ex: lentilhas, feijões, grão-de-bico)

OVO: Ovos

Este gráfico destaca a importância de diversificar as fontes de proteína em uma dieta autoimune. Carnes magras e aves fornecem aminoácidos essenciais, enquanto peixes oferecem ômega-3 anti-inflamatórios. Ovos são uma fonte completa de proteína e opções à base de plantas, como leguminosas e nozes, contribuem com fibras e outros nutrientes benéficos. Essa abordagem equilibrada ajuda a garantir a ingestão adequada de proteínas, minimizando os potenciais gatilhos.

Fontes saudáveis de gordura

As gorduras desempenham um papel importante na alimentação autoimune, sendo a qualidade das gorduras decisiva. Ácidos graxos insaturados, tanto mono quanto poli-insaturados, são preferidos em relação às gorduras saturadas e às gorduras trans. [s56] Ácidos graxos monoinsaturados são abundantes no azeite de oliva, um componente essencial da dieta mediterrânea, assim como em nozes como amêndoas ou castanhas de caju. [s57] [s58] [s56] Ácidos graxos poli-insaturados, especialmente os ácidos graxos ômega-3, estão presentes em peixes gordurosos como salmão e cavala, mas também em fontes vegetais como sementes de linhaça e sementes de chia. [s59] [s60] Esses ácidos graxos ômega-3 têm propriedades anti-inflamatórias e podem, portanto, ter efeitos positivos em doenças autoimunes como artrite reumatoide ou esclerose múltipla. [s61] [s60] Um equilíbrio entre ácidos graxos ômega-6 e ômega-3 deve ser buscado, idealmente na faixa de 1:1,80 a 1:5. [s58] [s59] Embora os ácidos graxos ômega-6 também sejam importantes, um excesso pode promover inflamações. Portanto, o consumo de óleos vegetais altamente processados, que muitas vezes são ricos em ácidos graxos ômega-6, deve ser reduzido. [s59] Abacates representam outra fonte de gorduras saudáveis. [s57] Ao escolher óleos, deve-se garantir que sejam prensados a frio e o menos processados possível. [s57] [s56] As gorduras trans, que frequentemente estão presentes em alimentos fritos e produtos industrialmente processados, devem ser completamente evitadas, pois aumentam o risco de inflamações e várias doenças. [s56] Ácidos graxos saturados, que ocorrem principalmente em produtos de origem animal, como carne vermelha e manteiga, devem ser consumidos apenas em pequenas quantidades. [s56] Uma dieta rica em ácidos graxos insaturados e pobre em ácidos graxos saturados e trans pode ajudar a reduzir inflamações e aliviar os sintomas de doenças autoimunes. Por exemplo, quem adiciona uma colher de sopa de azeite de oliva à salada diariamente e consome peixe gorduroso duas a três

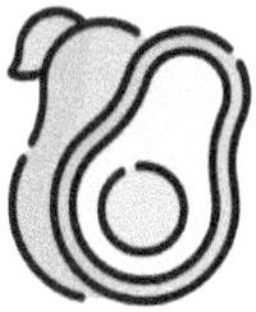

vezes por semana pode melhorar sua ingestão de ácidos graxos valiosos.

Bom saber

Ácidos graxos insaturados

Ácidos graxos insaturados, tanto mono quanto poli-insaturados, têm propriedades anti-inflamatórias e são, portanto, especialmente recomendados em doenças autoimunes. Eles contribuem para um sistema imunológico saudável e podem aliviar os sintomas.

Ácidos graxos monoinsaturados

Ácidos graxos monoinsaturados, como os encontrados no azeite de oliva e nas nozes, apoiam a saúde do coração e podem reduzir inflamações. Eles são uma adição valiosa na alimentação autoimune.

Ácidos graxos poli-insaturados

Ácidos graxos poli-insaturados, especialmente os ácidos graxos ômega-3, são essenciais para a saúde e desempenham um papel importante na regulação do sistema imunológico. Eles são particularmente importantes na alimentação autoimune.

Ácidos graxos saturados

Ácidos graxos saturados devem ser consumidos apenas com moderação, pois o consumo excessivo pode aumentar inflamações. No contexto de uma alimentação autoimune, é aconselhável focar em ácidos graxos insaturados.

Fontes Saudáveis de Gordura para Dietas Autoimunes

Distribuição de gorduras saudáveis.

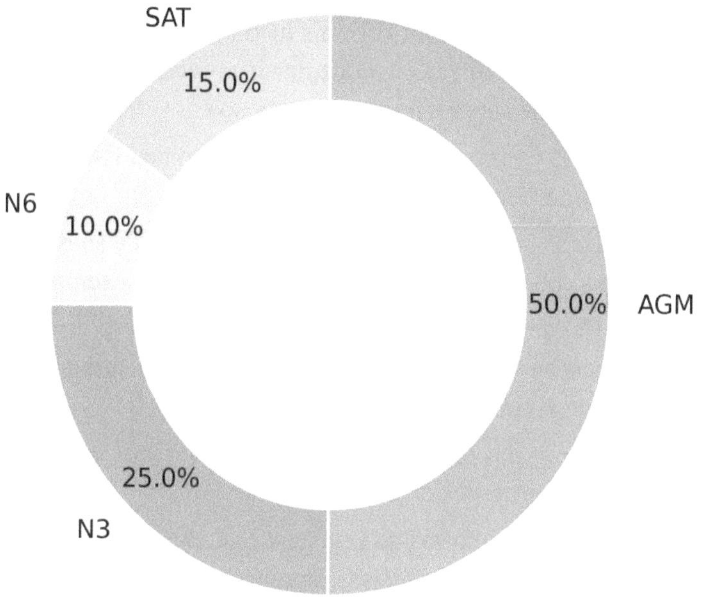

AGM: Gorduras Monoinsaturadas (ex: Azeite, Abacate)

N3: Ácidos Graxos Ômega-3 (ex: Peixe Gordo, Linhaça)

N6: Ácidos Graxos Ômega-6 (ex: Nozes, Sementes)

SAT: Gorduras Saturadas (ex: Óleo de Coco, Manteiga Alimentada com Grama)

Este gráfico visualiza o equilíbrio recomendado de ácidos graxos em uma dieta adaptada para indivíduos com doenças autoimunes. A ênfase em gorduras monoinsaturadas auxilia na redução da inflamação, enquanto a inclusão moderada de ômega-3 contribui ainda mais para os benefícios anti-inflamatórios e o bem-estar geral. As gorduras saturadas são mantidas baixas para minimizar possíveis respostas inflamatórias. A ingestão limitada de ômega-6 poli-insaturados ajuda a manter uma proporção equilibrada de ômega-6 para ômega-3, crucial para controlar a inflamação. Este equilíbrio é fundamental para apoiar a saúde do sistema imunológico.

Conselhos concretos

- Descubra o mundo dos brotos: Cultive você mesmo brotos de cressão, rabanete ou brócolis e enriqueça suas refeições com esses brotos nutritivos.
- Amplie seu cardápio com vegetais incomuns: Experimente o topinambur, a pastinaca ou a raiz de aipo – eles oferecem novas experiências de sabor e nutrientes valiosos.
- Integre algas como wakame ou nori em sua dieta: Esses vegetais marinhos são ricos em minerais e oligoelementos.
- Use vegetais e ervas como ingrediente principal de suas refeições e não apenas como acompanhamento: Prepare, por exemplo, coloridos curries, refogados ou gratinados de vegetais.
- Beba smoothies verdes com ervas silvestres para aumentar sua ingestão de vitaminas e minerais.
- Faça suas próprias chips de vegetais e frutas: Corte em fatias finas e seque no forno ou desidratador.
- Crie suas próprias pastas de vegetais: Use, por exemplo, beterraba cozida, cenouras ou berinjelas como base.
- Prepare seu próprio kimchi ou chucrute para controlar a fermentação dos vegetais e evitar aditivos.
- Descubra a diversidade dos cogumelos: Incorpore cogumelos ostra, shiitake ou champignon em seus pratos – eles são ricos em vitaminas e minerais.
- Experimente diferentes tipos de saladas: Além da alface, existem muitas outras variedades como rúcula, alface de campo ou radicchio que enriquecem suas refeições.

3. 2 Alimentos Críticos

Os alimentos podem promover inflamações e agravar os sintomas em doenças autoimunes. A dieta ocidental, rica em alimentos processados, com alto teor de açúcar e sal, além de alérgenos ocultos e aditivos, apresenta riscos. Esses fatores dificultam a identificação de gatilhos individuais e a adaptação dietética direcionada. Descubra neste capítulo quais alimentos podem ser problemáticos e como otimizar sua alimentação para aumentar seu bem-estar.

Em doenças autoimunes, a seleção cuidadosa de alimentos é crucial, pois tanto a deficiência de nutrientes quanto o excesso de certos nutrientes, alérgenos ocultos e aditivos inflamatórios em alimentos processados podem agravar os sintomas.

Fatores desencadeantes comuns

Os alimentos podem desempenhar um papel como fatores desencadeantes em doenças autoimunes, exacerbando ou até mesmo provocando sintomas. A dieta ocidental, caracterizada por uma alta proporção de gorduras saturadas, açúcar e sal, bem como alimentos processados e carne vermelha, está associada a um aumento do risco de doenças autoimunes [s62] [s63]. Em particular, o alto consumo de sal pode ativar células imunológicas pró-inflamatórias e promover a diferenciação de células TH17 patogênicas [s63]. O consumo excessivo de carne vermelha também está associado a um risco aumentado de rheumatoide_arthritis [s64]. O glúten pode atuar como um antígeno em algumas pessoas e influenciar a resposta imunológica, especialmente na artrite reumatoide e na doença celíaca [s65] [s66] [s64]. Além desses fatores amplamente reconhecidos, existem gatilhos mais específicos que variam de acordo com a doença. Por exemplo, tióis em vegetais como alho e cebola podem desencadear sintomas em pacientes com pemfigo [s67]. O iodo também pode provocar uma tireoidite autoimune, como a de Hashimoto, em indivíduos geneticamente predispostos [s65]. Enquanto a deficiência de mikronaehrstoffen como selênio, ferro ou zinco pode favorecer o desenvolvimento de doenças autoimunes [s68] [s65], um excesso, como no caso do iodo ou da vitamina A, também pode ter efeitos negativos [s69] [s65]. A dieta de eliminação pode ser uma ferramenta útil para identificar intolerâncias e sensibilidades alimentares individuais [s64]. Nela, grupos alimentares potencialmente problemáticos são eliminados da dieta por um determinado período e, em seguida, reintroduzidos um a um para observar a reação do corpo. Uma mudança na dieta que se concentre em alimentos integrais e não processados, com alta proporção de fibras e um equilíbrio entre ácidos graxos ômega-3 e ômega-6, pode ajudar a reduzir a inflamação e apoiar o sistema imunológico [s68] [s64]. O álcool tem uma relação controversa com

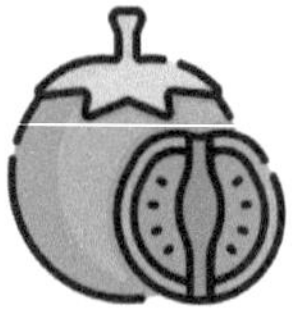

doenças autoimunes, com alguns estudos sugerindo um efeito protetor, enquanto outros observam uma correlação negativa [s64]. Um exemplo disso é a artrite reumatoide, cujo impacto do álcool ainda não está completamente esclarecido. Considerar esses diversos fatores pode ajudar os afetados a ajustar sua dieta de forma direcionada e, assim, melhorar seu bem-estar.

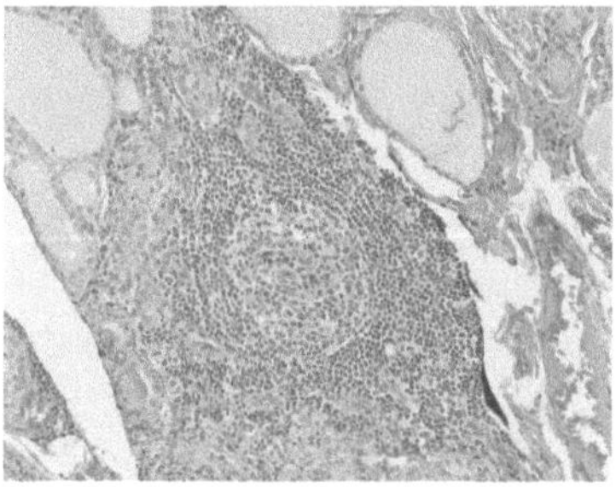

Tireoidite autoimune [i49]

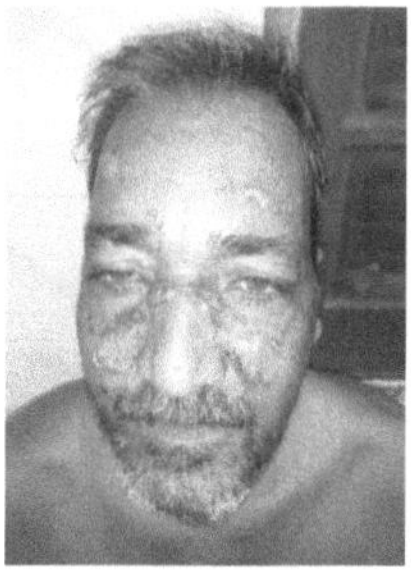

Pênfigo [i50]

Bom saber

Alimentos processados

Alimentos processados frequentemente contêm aditivos, açúcar e gorduras não saudáveis, que podem sobrecarregar o sistema imunológico e promover inflamações. Na dieta autoimune, recomenda-se focar em alimentos naturais e não processados.

Dieta de eliminação

A dieta de eliminação é uma estratégia alimentar na qual alimentos potencialmente problemáticos são eliminados por um determinado período e, em seguida, reintroduzidos um a um para identificar intolerâncias individuais.

Dieta ocidental

A dieta ocidental, rica em alimentos processados, açúcar e gorduras não saudáveis, pode promover inflamações e aumentar o risco de reações autoimunes. No contexto de uma dieta autoimune, recomenda-se evitar esse padrão alimentar e optar por alimentos integrais e ricos em nutrientes.

Tireoidite autoimune

A tireoidite autoimune é um grupo de doenças autoimunes que afetam a glândula tireoide, como a tireoidite de Hashimoto. Nesses casos, o sistema imunológico ataca a tireoide.

Gatilhos Alimentares Comuns em Doenças Autoimunes

Frequência relativa do gatilho

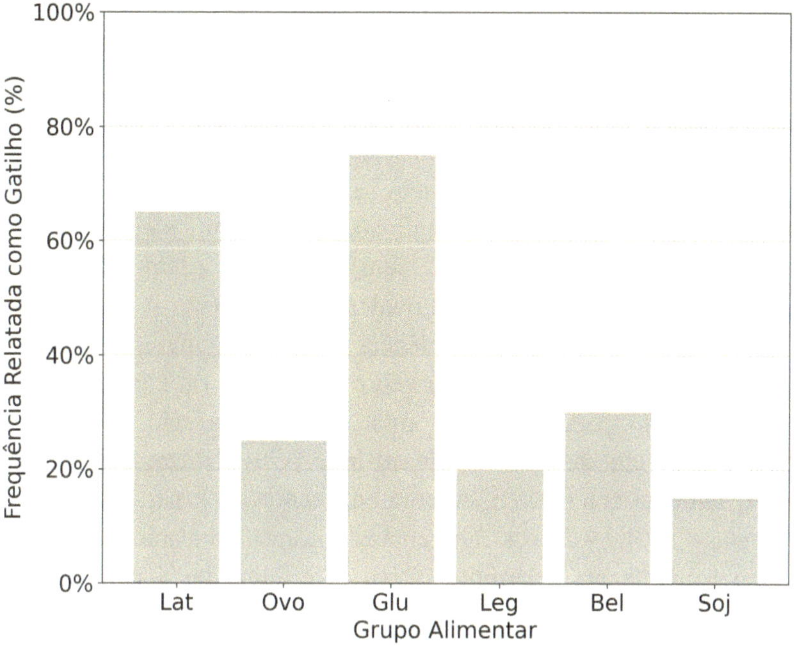

Bel: Beladona

Lat: Laticínios

Ovo: Ovos

Glu: Glúten

Leg: Legumes

Soj: Soja

O glúten e os laticínios destacam-se como os alimentos desencadeadores mais comuns, impactando significativamente uma maior proporção de indivíduos com doenças autoimunes. Embora a beladona, os ovos e os legumes também sejam gatilhos, eles afetam uma porcentagem menor da população. Isso destaca a importância de abordagens dietéticas personalizadas, já que as reações individuais aos alimentos desencadeadores podem variar consideravelmente. Concentrar-se na eliminação do glúten e dos laticínios pode proporcionar um alívio inicial mais amplo para muitos, enquanto testes individualizados adicionais e dietas de eliminação podem identificar outros gatilhos menos comuns.

Alérgenos Ocultos

Alérgenos ocultos representam uma dificuldade especial para pessoas com doenças autoimunes, pois aparecem inesperadamente em alimentos processados, dificultando a identificação de gatilhos. Enquanto a eliminationsdiaet ajuda a descobrir intolerâncias individuais, alérgenos ocultos podem sabotar esse processo e levar a sintomas persistentes. Leite, ovos, trigo, soja, nozes, peixe e frutos do mar estão entre os alérgenos ocultos mais comuns [s70]. Eles frequentemente aparecem em produtos processados, onde nem sempre estão claramente rotulados [s71]. Mesmo pequenas quantidades de um alérgeno podem desencadear reações em pessoas sensíveis [s71]. Além disso, muitos desses alérgenos fornecem nutrientes importantes. A exclusão de laticínios pode levar a uma deficiência de cálcio e vitamina D [s70]. O mesmo se aplica à soja, um fornecedor importante de vários nutrientes, cuja eliminação pode restringir ainda mais a ingestão de nutrientes, especialmente em caso de alergia ao leite [s70]. Nozes, peixe e frutos do mar também contribuem, embora em menor grau, para a ingestão de nutrientes [s70]. Aditivos alimentares, como emulsificantes, podem afetar negativamente a barreira intestinal e aumentar a permeabilidade do intestino [s72]. Isso pode permitir que alérgenos, assim como outros componentes alimentares não digeridos, entrem mais facilmente na corrente sanguínea e promovam inflamações sistêmicas [s72]. Por exemplo, quem evita produtos de panificação processados para reduzir o glúten deve ainda assim verificar cuidadosamente a lista de ingredientes, pois esses produtos frequentemente podem conter vestígios de ovos ou nozes [s71]. Portanto, uma seleção cuidadosa de alimentos não processados e o estudo minucioso das listas de ingredientes são essenciais.

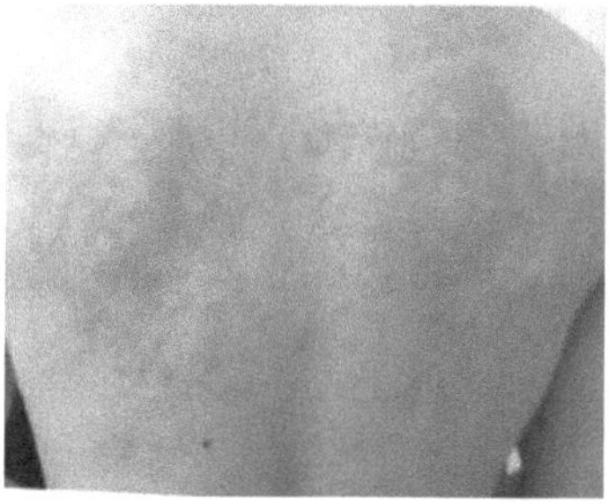

Alergénio alimentar [i51]

Bom saber

Gatilhos

Gatilhos relacionados a doenças autoimunes são alimentos ou substâncias específicas que podem desencadear ou agravar uma reação imunológica e os sintomas associados. A identificação e eliminação desses gatilhos é uma parte central da nutrição autoimune, visando reduzir inflamações e controlar os sintomas.

Inflamações Sistêmicas

Inflamações sistêmicas são inflamações que ocorrem em todo o corpo e não estão restritas a um órgão ou tecido específico. No contexto de doenças autoimunes, inflamações sistêmicas podem ser desencadeadas por certos alimentos e levar a uma variedade de sintomas. A mudança na dieta desempenha um papel importante na redução de inflamações sistêmicas.

Alergénios Ocultos em Alimentos Críticos

Frequência, risco e dissimulação de alergénios alimentares comuns.

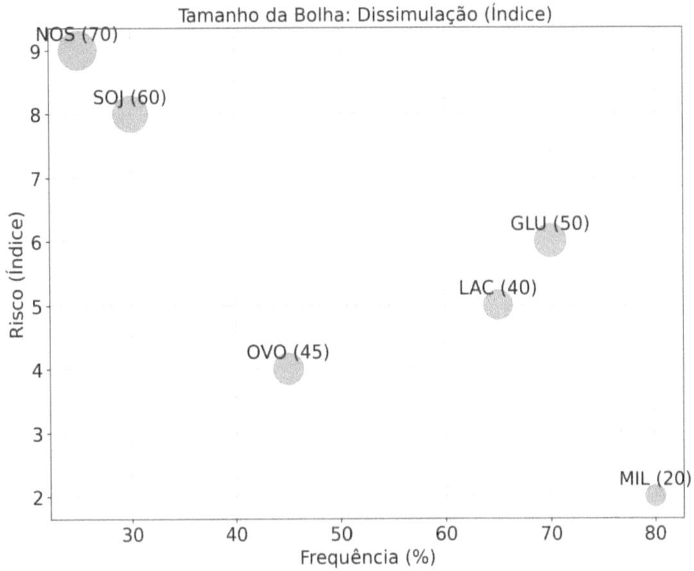

Blasengröße: Dissimulação (Índice)

GLU: Glúten

LAC: Laticínios

MIL: Milho

NOS: Nozes

OVO: Ovos

SOJ: Soja

Glúten e laticínios apresentam alta frequência e risco moderado, indicando reações comuns, mas administráveis. Soja e nozes apresentam menor frequência, mas maior risco, sugerindo reações menos comuns, mas potencialmente graves. O milho, embora frequente, apresenta baixo risco e dissimulação, destacando seu potencial para reações leves não detectadas. Os ovos demonstram frequência, risco e dissimulação moderados. No geral, o gráfico enfatiza a importância de considerar a frequência e a gravidade ao controlar a autoimunidade por meio da dieta.

Aditivos problemáticos

Aditivos em alimentos processados podem ser problemáticos, especialmente em doenças autoimunes. Muitos desses compostos têm efeito inflamatório, o que pode agravar os sintomas existentes. [s73] Óleos, açúcares, sal e outros aditivos em produtos altamente processados contribuem para esse efeito. [s73] As gorduras trans são especialmente preocupantes e devem ser evitadas sempre que possível. [s73] Emulsificantes, como o Polissorbato 80, podem danificar a barreira intestinal, favorecendo inflamações e doenças metabólicas. [s74] Com a maior permeabilidade da parede intestinal, bactérias e componentes alimentares não digeridos entram mais facilmente na corrente sanguínea, intensificando systemische_entzuendungen. [s74] Uma flora intestinal alterada, que pode ser influenciada por emulsificantes, está relacionada a inflamações crônicas. [s74] Aqueles que consomem produtos prontos devem verificar a lista de ingredientes e evitar produtos com esses aditivos.

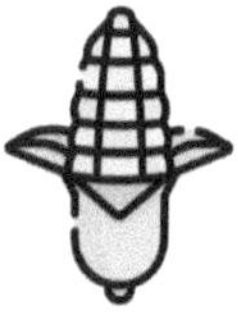

Bom saber

Inflamações Crônicas

Inflamações crônicas são reações inflamatórias persistentes no corpo, relacionadas a doenças autoimunes. Uma mudança na dieta pode ajudar a aliviar inflamações crônicas.

Inflamatório

Substâncias inflamatórias intensificam reações inflamatórias no corpo, o que pode agravar os sintomas em doenças autoimunes. Uma mudança na dieta pode ajudar a reduzir substâncias inflamatórias.

Aditivos

Aditivos podem promover inflamações e agravar os sintomas em pessoas com doenças autoimunes. Portanto, é importante evitar alimentos processados com aditivos e optar por alimentos naturais e não processados.

Avaliação de Risco de Aditivos Problemáticos

Correlação entre a frequência de consumo e o risco potencial de aditivos alimentares problemáticos.

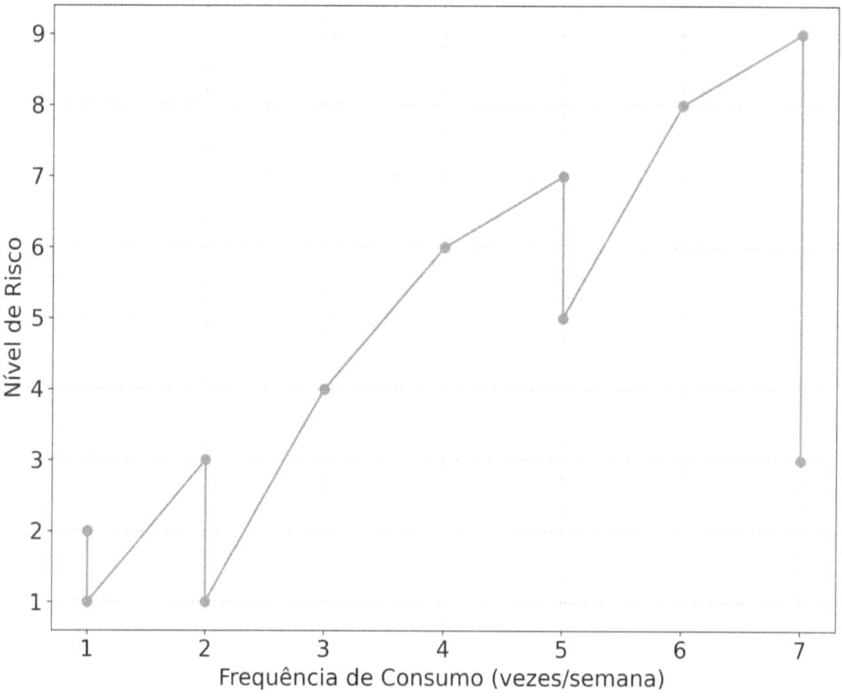

Este gráfico visualiza o risco potencial associado a certos aditivos alimentares com base na frequência com que são consumidos. Aditivos consumidos com mais frequência, mesmo com risco individual moderado, representam um risco geral mais elevado. Por outro lado, aditivos consumidos com pouca frequência, mesmo com maior risco individual, podem representar uma ameaça geral menor. Isso destaca a importância de considerar tanto a frequência quanto o risco individual ao avaliar as escolhas alimentares para indivíduos com doenças autoimunes.

Conselhos concretos

- Refine seus pratos com óleos e vinagres de ervas caseiros para evitar aditivos críticos e, ao mesmo tempo, intensificar o sabor.
- Troque produtos de grãos altamente processados por pseudocereais como amaranto ou quinoa, que muitas vezes são mais bem tolerados e oferecem mais nutrientes.
- Substitua o leite de vaca por leite de nozes ou sementes, mas preste atenção aos aditivos e escolha variantes o mais naturais possível.
- Use frutas maduras como adoçante natural ao assar, para reduzir o açúcar refinado e, ao mesmo tempo, preservar nutrientes valiosos.
- Descubra a diversidade das leguminosas e integre-as regularmente em seu plano alimentar, mas atente-se à preparação correta para melhorar a tolerância.
- Informe-se sobre a origem de seus alimentos e prefira produtos de agricultura sustentável e de bem-estar animal.
- Leia atentamente as listas de ingredientes de alimentos processados e questione criticamente aditivos desconhecidos.
- Reflita regularmente sobre seus hábitos alimentares e identifique alimentos críticos que possam influenciar seus sintomas.
- Busque, se necessário, apoio profissional de um nutricionista ou médico para ajustar sua dieta de forma individual.

3. 3 Alternativas Saudáveis

A seleção de alimentos desempenha um papel decisivo nas doenças autoimunes. Esta seção 'Alternativas Curativas' investiga como a troca direcionada de certos alimentos pode aliviar desconfortos e aumentar o bem-estar. Consideramos tanto opções estabelecidas quanto menos conhecidas, suas propriedades e potenciais impactos no corpo. Especificamente, serão apresentadas alternativas ao açúcar, glúten e leite de vaca, frequentemente associadas a reações autoimunes. A escolha dos alimentos adequados pode ser complexa e requer a consideração das necessidades e intolerâncias individuais. Descubra a seguir como otimizar sua dieta com alternativas curativas e, assim, influenciar positivamente sua saúde.

Em doenças autoimunes, a escolha de alternativas saudáveis é crucial. Necessidades e tolerâncias individuais devem ser consideradas na seleção de adoçantes naturais, grãos sem glúten e produtos substitutos do leite, a fim de otimizar a alimentação e minimizar possíveis efeitos negativos.

Adoçantes Naturais

Adoçantes naturais oferecem alternativas ao açúcar refinado e aos adoçantes sintéticos, especialmente para pessoas com doenças autoimunes, que frequentemente reagem de forma sensível a certos alimentos. Stevia, extraída da planta *Stevia rebaudiana*, é muitas vezes mais doce que o açúcar e contém glicosídeos de steviol, que não apenas são responsáveis pelo sabor doce, mas também podem apresentar efeitos positivos à saúde [s75]. Assim, a stevia pode estimular a produção de insulina e melhorar a sensibilidade à insulina, o que a torna interessante para pessoas com diabetes [s75]. Além disso, a stevia é atribuída a propriedades antioxidantes, antidiabéticas, antihipertensivas, antitumorais, anti-inflamatórias e antimicrobianas [s75]. Além dos glicosídeos de steviol, as folhas de stevia contêm outras substâncias biologicamente ativas que podem ter efeitos benéficos à saúde [s75]. A stevia é considerada não cancerígena e pode influenciar a flora intestinal, sendo degradada por certas bactérias, os *Bacteroides* [s76]. Além da stevia, existem outros adoçantes naturais, cada um com suas próprias características. Glicirrizina da raiz de alcaçuz possui potenciais benefícios à saúde, mas também pode aumentar a pressão arterial e, portanto, deve ser consumida com moderação [s76]. Outros adoçantes naturais, como neohesperidina-dihidrochalcona e taumatina, ainda são pouco estudados em relação aos seus efeitos na flora intestinal [s76]. Polióis, um grupo de substitutos do açúcar, podem promover o crescimento de certas bactérias intestinais benéficas, os bifidobactérias, e assim atuar de forma prebiótica, enquanto outros álcoois de açúcar não têm influência na flora intestinal [s76]. Ao escolher um adoçante natural, as necessidades individuais e possíveis intolerâncias devem ser consideradas. O uso moderado de stevia em bebidas ou alimentos pode ser uma maneira de reduzir o consumo de açúcar e, ao mesmo tempo, beneficiar-se dos potenciais efeitos positivos à saúde.

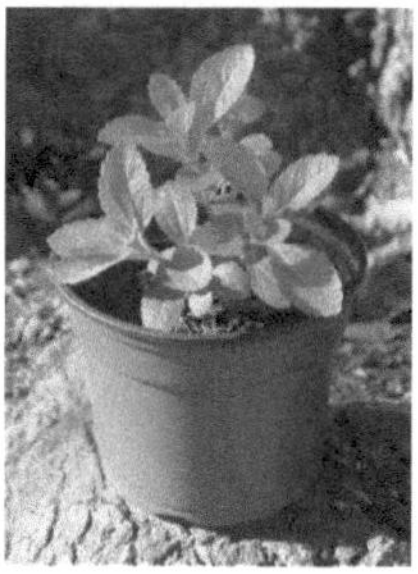

Stevia rebaudiana [i52]

Índice e Carga Glicêmica de Adoçantes Naturais

Comparação de IG e CG de vários adoçantes.

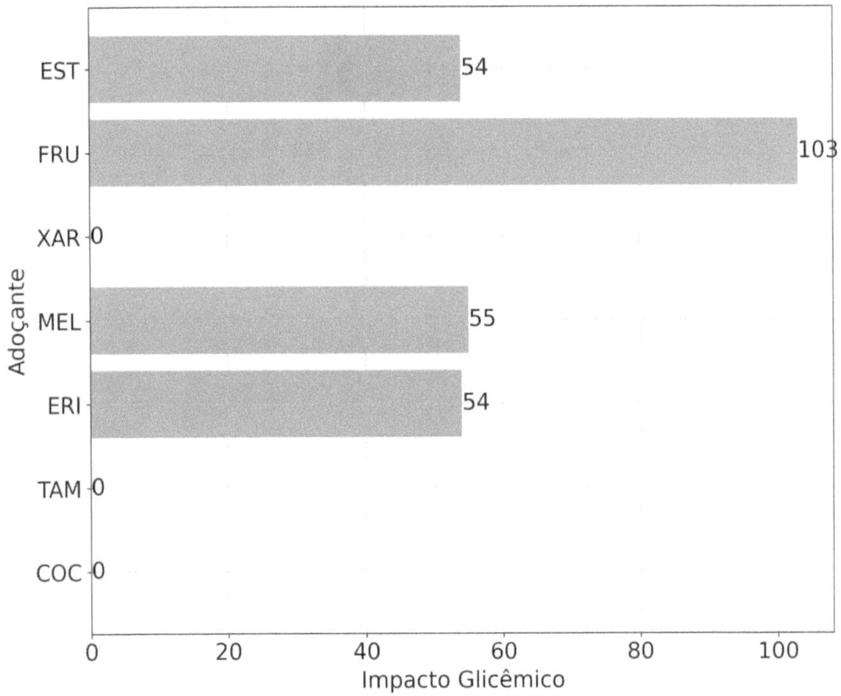

COC: Açúcar de Coco

EST: Estévia

MEL: Mel

XAR: Xarope de Bordo

ERI: Eritritol

FRU: Fruta do Monge

TAM: Tâmaras

Estévia e eritritol têm o menor impacto glicêmico, tornando-os adequados para controlar os níveis de açúcar no sangue. Mel, xarope de bordo e açúcar de coco, embora naturais, têm valores de IG/CG mais altos e devem ser consumidos com moderação em uma dieta focada em autoimunidade.

Alternativas de grãos sem glúten

Alternativas de grãos sem glúten estão se tornando cada vez mais importantes, especialmente para pessoas com doenças autoimunes que reagem ao glúten ou precisam evitá-lo completamente. Além das alternativas conhecidas, como arroz, milho e batatas, existe uma variedade de outras opções que enriquecem a dieta e fornecem nutrientes valiosos. O milho, por exemplo, é um grão sem glúten rico em minerais como ferro, magnésio e manganês, além de fibras que auxiliam a digestão. As pseudocereais, que botanicamente não são grãos, também oferecem alternativas sem glúten. A quinoa, rica em proteínas e em todos os nove aminoácidos essenciais, é um exemplo de uma alternativa nutritiva. O amaranto, trigo sarraceno e teff também pertencem às pseudocereais e fornecem nutrientes valiosos. Além das alternativas clássicas, grãos sem glúten mais exóticos estão ganhando destaque. O sorgo, um grão antigo da África e da Ásia, é naturalmente sem glúten e rico em antioxidantes. O canihua, um parente da quinoa dos Andes, se destaca por seu alto teor de proteínas e boa digestibilidade. Ao escolher alternativas de grãos sem glúten, é aconselhável prestar atenção à diversidade para garantir uma ampla gama de nutrientes. A integração de diferentes variedades na dieta pode não apenas trazer variedade à alimentação, mas também ajudar a evitar potenciais deficiências nutricionais. Um mingau de aveia sem glúten

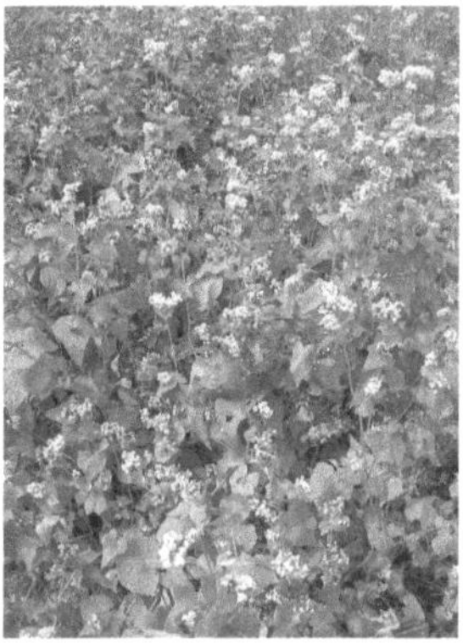

Trigo sarraceno [i53]

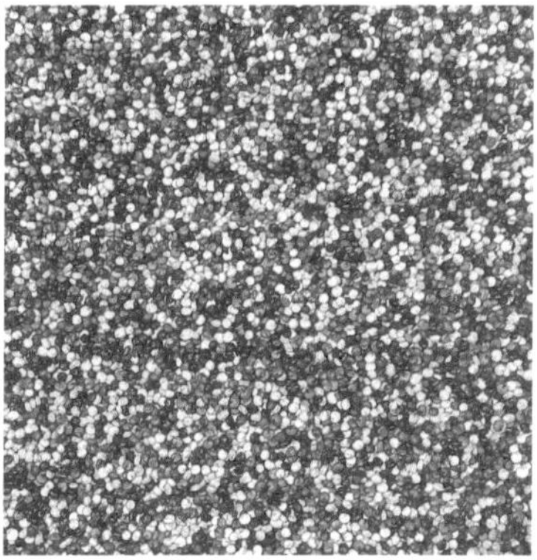

Quinoa [i54]

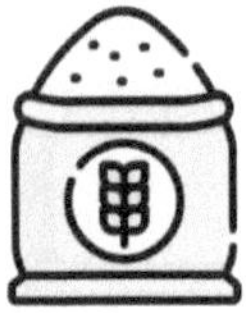

com frutas e nozes, por exemplo, fornece fibras, vitaminas, minerais e gorduras saudáveis. No entanto, a decisão por alternativas de grãos sem glúten pode estar associada a certos aspectos que devem ser considerados. Grãos, incluindo variedades com glúten, contêm chamados "anti-nutrientes", que podem prejudicar a absorção de nutrientes e causar desconforto em pessoas sensíveis. Essas substâncias, como ácido fítico ou lectinas, podem aumentar a permeabilidade intestinal, ou seja, a permeabilidade da parede intestinal, e ativar o sistema imunológico. Embora a pesquisa sobre esses efeitos em outros grãos que contêm componentes relacionados ainda seja menos abrangente, é aconselhável escolher cuidadosamente alternativas sem glúten e prestar atenção à tolerância individual. Deixar de molho, germinar ou fermentar grãos e pseudocereais sem glúten pode reduzir o teor de anti-nutrientes e melhorar a digestibilidade. Por exemplo, o trigo sarraceno deixado de molho durante a noite pode ser mais fácil de digerir e melhorar a absorção de nutrientes.

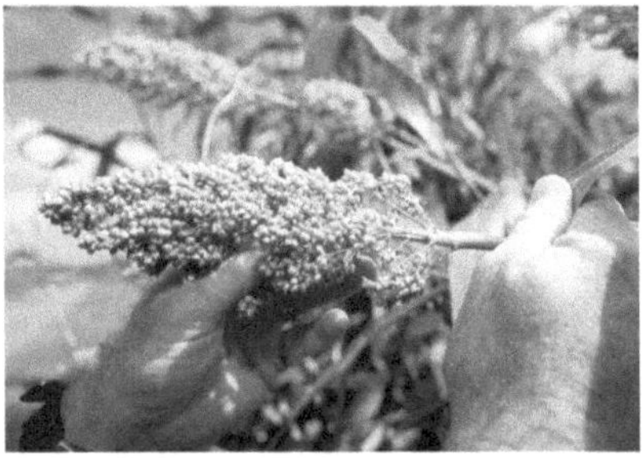

Sorgo [i55]

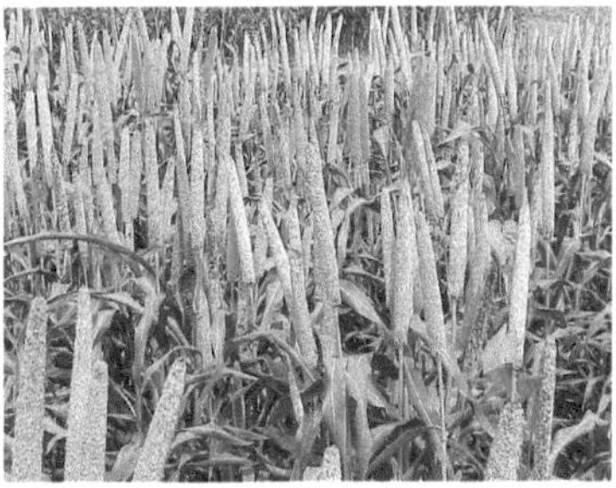

Milho miúdo [i56]

Alternativas de Grãos sem Glúten

Popularidade de grãos sem glúten.

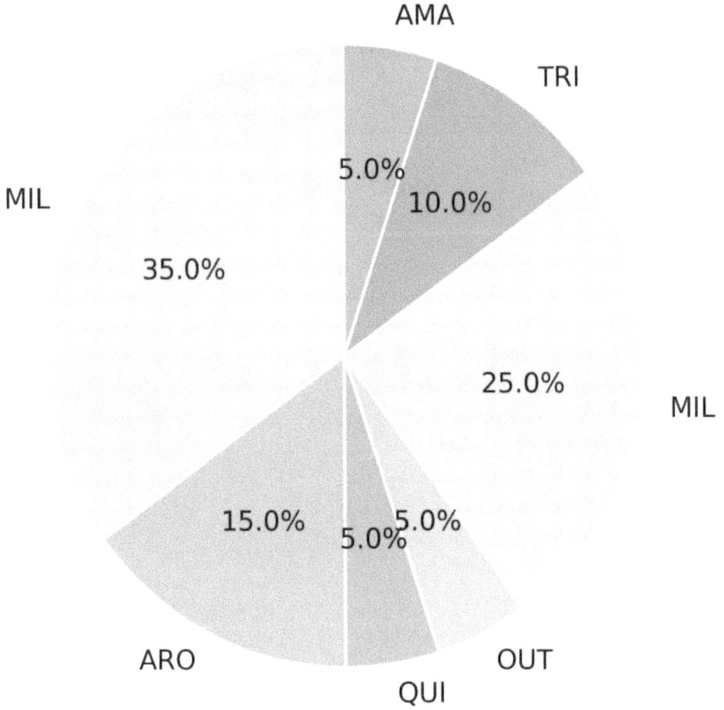

AMA: Amaranto

MIL: Milho (Farinha, Fubá, Grumos)

QUI: Quinoa

ARO: Arroz (Branco, Integral, Selvagem)

OUT: Outros (Teff, Sorgo etc.)

TRI: Trigo Sarraceno

Arroz e milho, sendo facilmente disponíveis e versáteis, representam a maior parte do consumo de grãos sem glúten. Embora pseudo-grãos como quinoa e trigo sarraceno ofereçam excelentes perfis nutricionais, seu custo ligeiramente maior e sabores únicos podem contribuir para sua menor participação de mercado. O crescente interesse em grãos antigos como amaranto e milho miúdo sugere uma tendência para explorar opções mais diversas dentro da dieta sem glúten.

Substitutos do leite

Substitutos do leite oferecem às pessoas com autoimmunerkrankungen, que desejam ou precisam evitar o leite de vaca, diversas alternativas. Esses produtos são obtidos de fontes vegetais como soja, amêndoas, aveia, coco ou arroz e diferem em sabor, composição nutricional e consistência. Bebidas de soja, por exemplo, contêm relativamente mais proteína e podem frequentemente substituir o leite de vaca em uma proporção de 1:1. O leite de amêndoa, por outro lado, é mais baixo em calorias e é adequado para smoothies ou granola. O leite de aveia se destaca por seu sabor suave e doce e uma textura cremosa, que é ideal para bebidas de café. Além dessas variantes frequentemente utilizadas, existem outras opções como leite de caju, leite de ervilha ou leite de espelta, que tornam a dieta mais variada. Ao escolher um substituto do leite, é importante verificar a lista de ingredientes. Muitos produtos contêm aditivos como açúcar, espessantes ou aromatizantes para otimizar sabor e consistência. Para uma dieta autoimune, produtos sem esses aditivos são recomendáveis. O teor de cálcio e vitamina D também pode variar, portanto, é aconselhável optar por produtos enriquecidos ou garantir a ingestão de nutrientes através de outros alimentos. A indústria

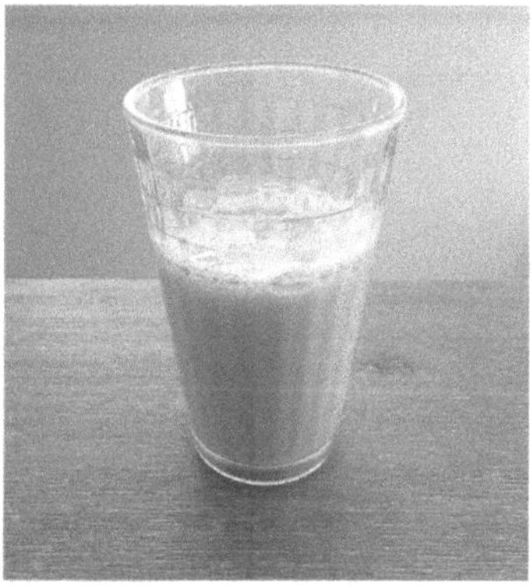

Caju [i57]

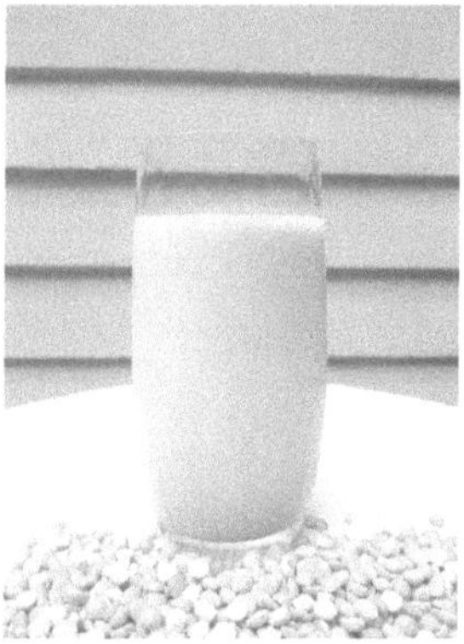

Ervilha [i58]

alimentícia também está pesquisando o uso de proteínas do leite no desenvolvimento de alimentos funcionais com benefícios à saúde [s77]. Se e de que forma esses desenvolvimentos são relevantes para pessoas com doenças autoimunes, estudos futuros devem esclarecer. Independentemente disso, os substitutos do leite atualmente disponíveis oferecem uma boa maneira de substituir o leite de vaca e atender às necessidades nutricionais dentro de uma dieta autoimune.

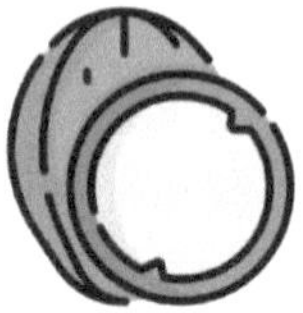

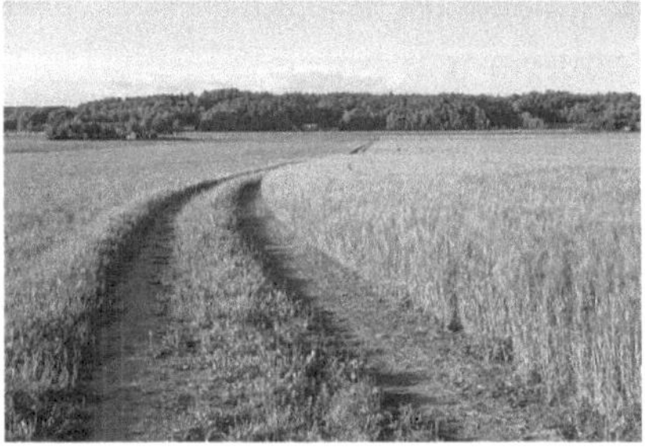

Aveia [i59]

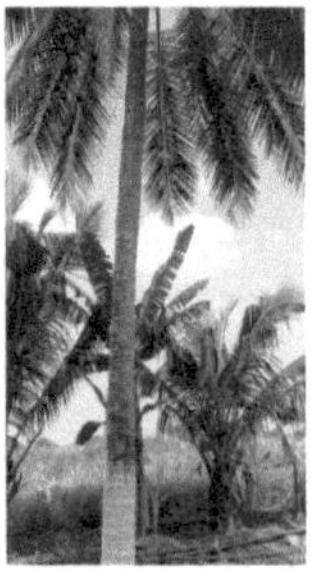

Coco [i60]

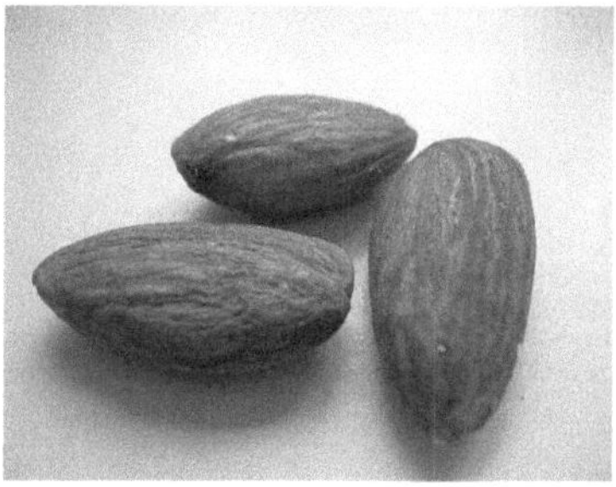

Amêndoa [i61]

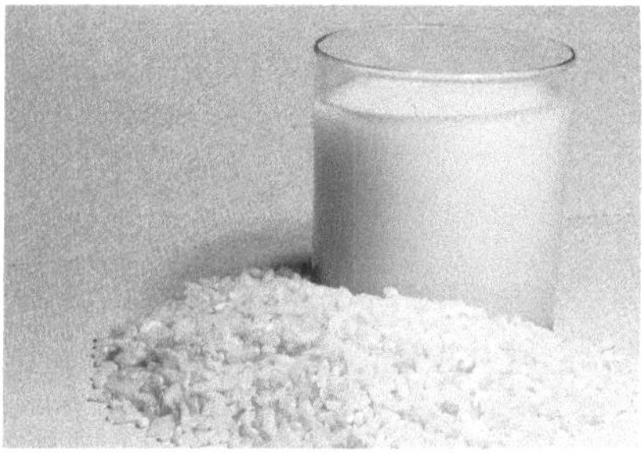

Arroz [i62]

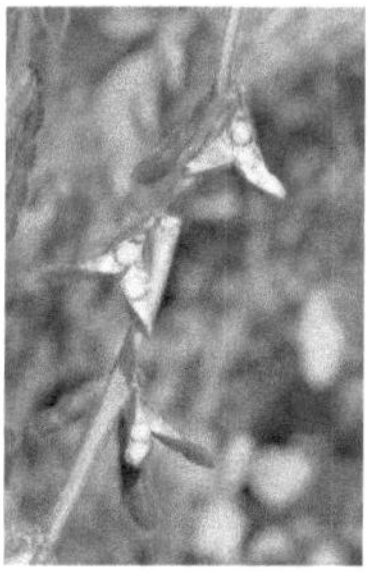

Soja [i63]

Bom saber

Aditivos

Aditivos em alimentos podem causar intolerâncias ou reações inflamatórias em pessoas com doenças autoimunes. Portanto, é aconselhável escolher produtos naturais sem aditivos.

Alimentos funcionais

Alimentos funcionais são alimentos que, além de seu valor nutricional, oferecem um benefício adicional à saúde. No contexto de doenças autoimunes, eles podem, por exemplo, ajudar a reduzir inflamações ou modular o sistema imunológico.

Leite de caju

O leite de caju é uma alternativa cremosa e suave ao leite, rica em ácidos graxos monoinsaturados, que pode ter um efeito positivo nos níveis de colesterol.

Leite de ervilha

O leite de ervilha é uma alternativa relativamente nova ao leite, com alto teor de proteína e uma boa pegada ambiental.

Substitutos do leite

No contexto de uma doença autoimune, os substitutos do leite podem substituir o leite de vaca, que pode causar intolerâncias ou reações inflamatórias em alguns afetados. Eles oferecem uma maneira de obter cálcio e outros nutrientes importantes sem os efeitos negativos do leite de vaca.

Perfil Macronutriente de Alternativas ao Leite

Média da composição macronutriente de alternativas comuns ao leite, adequadas para dietas autoimunes.

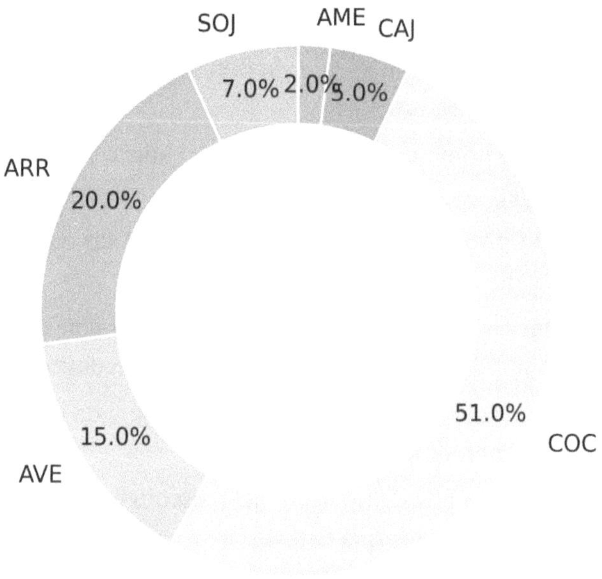

AME: Leite de Amêndoa (Sem Açúcar)
ARR: Leite de Arroz (Sem Açúcar)
AVE: Leite de Aveia (Sem Açúcar)
CAJ: Leite de Caju (Sem Açúcar)
COC: Leite de Coco (Integral)
SOJ: Leite de Soja (Sem Açúcar)

Este gráfico destaca as diferentes composições macronutrientes das alternativas ao leite. Algumas opções são predominantemente à base de carboidratos, enquanto outras oferecem um maior teor de gordura. Esta informação é crucial para indivíduos que gerenciam condições autoimunes por meio da dieta, já que proporções específicas de macronutrientes podem ser benéficas ou prejudiciais, dependendo das necessidades e sensibilidades individuais.

Conselhos concretos

- Descubra a doçura das tâmaras: transforme-as em purê de tâmaras ou xarope como uma alternativa saudável ao açúcar refinado.
- Experimente o xarope de yacon: este xarope tem um baixo índice glicêmico e pode adoçar seus pratos de forma natural.
- Toste levemente o açúcar de flor de coco para obter um aroma caramelizado e dar um toque especial às suas sobremesas.
- Adoce suas bebidas com xarope de flor de sabugueiro caseiro e desfrute do sabor refrescante.
- Use xarope de bordo com moderação para aproveitar seus minerais e o sabor suave.
- Crie seus próprios purês de frutas a partir de frutas da estação como adoçantes naturais para iogurte ou granola.
- Seque frutas em casa e moa-as em pó para obter uma alternativa saudável e sem açúcar ao açúcar de confeiteiro convencional.
- Substitua o açúcar em receitas de bolos por purê de maçã ou purê de banana para garantir doçura e umidade.
- Descubra a variedade de tipos de mel e escolha um mel regional para adoçar seus pratos de forma natural.
- Adoce suas bebidas com um pouco de suco de limão ou laranja fresco para intensificar o sabor e, ao mesmo tempo, obter vitamina C.
- Use vagens de baunilha moídas para dar aos seus pratos uma doçura natural e um aroma intenso.
- Desfrute da doçura natural de frutas e berries, reduzindo assim sua necessidade de adoçantes adicionais.

Revisão - 3. Seleção de Alimentos

A escolha correta dos alimentos desempenha um papel decisivo nas doenças autoimunes, pois sua dieta pode tanto aliviar quanto agravar os sintomas. Uma estratégia alimentar adaptada às suas necessidades individuais pode ajudá-lo a modular processos inflamatórios e aumentar seu bem-estar. O foco deve estar em alimentos frescos e não processados, ricos em nutrientes e pobres em potenciais fatores desencadeantes. Comece a construir uma base sólida enriquecendo seu cardápio com uma variedade colorida de vegetais e ervas. As vitaminas, minerais e fitoquímicos presentes neles não apenas apoiam a saúde intestinal, mas também podem ter efeitos antioxidantes e anti-inflamatórios. Integre, por exemplo, diariamente um punhado de diferentes ervas como salsa, cebolinha e manjericão em suas refeições. Experimente métodos de preparo suaves, como vapor ou branqueamento, para preservar ao máximo o conteúdo nutricional e preste atenção à sua tolerância individual a alimentos crus.

Além de vegetais e ervas, fontes de proteína de alta qualidade são essenciais para a manutenção das funções do seu corpo. Preste atenção a uma mistura equilibrada de proteínas animais e vegetais. Peixes gordurosos, por exemplo, fornecem valiosos ácidos graxos ômega-3, enquanto leguminosas oferecem, além de proteínas, fibras, vitaminas e minerais. Para otimizar a qualidade das proteínas de alimentos vegetais, combine diferentes fontes – um ensopado de lentilhas com pão integral, por exemplo, fornece um perfil de aminoácidos mais completo do que qualquer alimento isoladamente. A escolha de gorduras saudáveis também é crucial. Prefira ácidos graxos insaturados de azeite de oliva, nozes, abacates, peixes gordurosos e óleos vegetais como óleo de linhaça ou chia. Certifique-se de que os óleos sejam prensados a frio e evite gorduras trans, que estão presentes em muitos produtos processados. As gorduras saturadas devem ser consumidas apenas com moderação.

Um dos maiores desafios em uma doença autoimune é a identificação de fatores desencadeantes individuais. A dieta ocidental, com sua alta proporção de alimentos processados, açúcar, sal e carne vermelha, pode promover inflamações. Além disso, alérgenos ocultos em produtos processados podem influenciar a sintomatologia. Mantenha um diário alimentar, idealmente em consulta com um nutricionista, e experimente uma dieta de eliminação para identificar potenciais desencadeantes. Ao comprar alimentos processados, preste atenção à lista de ingredientes e evite aditivos como emulsificantes, que podem danificar a barreira intestinal. Substitua o açúcar refinado por adoçantes naturais como estévia e, em caso de intolerância ao glúten, recorra à variedade de alternativas de grãos sem glúten. Lembre-se de que esses também podem conter antinutrientes, que podem ser reduzidos por meio de imersão, germinação ou fermentação. Produtos substitutos do leite oferecem uma boa alternativa em caso de intolerância à lactose ou alergia ao leite de vaca, mas escolha preferencialmente versões sem açúcar.

A mudança na dieta em uma doença autoimune pode parecer complexa à primeira vista, mas com uma abordagem gradual e o suporte adequado, você rapidamente notará mudanças positivas. Concentre-se inicialmente em pequenas metas realistas e amplie seu cardápio gradualmente. Seja paciente consigo mesmo e não se deixe desanimar por retrocessos. Uma escolha consciente de alimentos pode ajudá-lo a controlar seus sintomas, aumentar seu nível de energia e melhorar sua qualidade de vida de forma sustentável.

4. Estratégias de Terapia Nutricional

Como podemos influenciar ativamente o curso das doenças autoimunes por meio de uma alimentação direcionada? A resposta reside em uma abordagem sistemática que vai muito além de simples recomendações dietéticas. Os conceitos modernos de terapia nutricional baseiam-se em descobertas científicas e experiências clínicas. O caminho para uma estratégia alimentar individualizada passa por várias fases e requer acompanhamento especializado. Neste capítulo, você descobrirá métodos testados na prática que ajudam seu corpo a recuperar o equilíbrio.

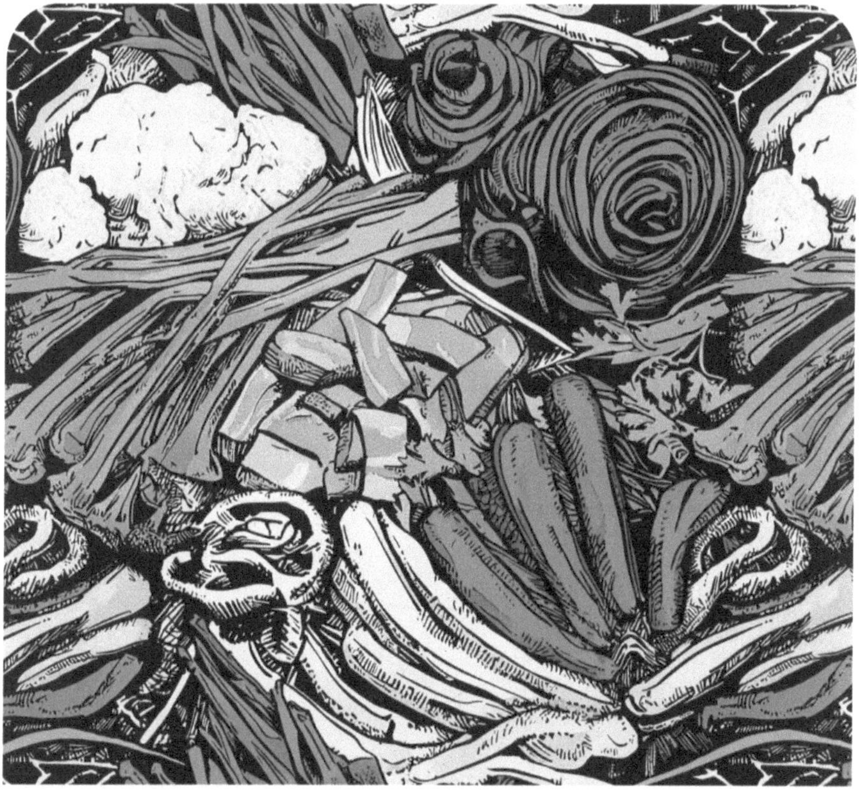

4. 1 Mudança de dieta em fases

Uma mudança gradual na alimentação oferece, em doenças autoimunes, a oportunidade de otimizar padrões alimentares e entender a influência dos alimentos no curso da doença. A análise dos hábitos alimentares, a introdução gradual de alimentos toleráveis e a evitação de alimentos potencialmente problemáticos, assim como o acompanhamento por profissionais especializados, são componentes centrais desse processo. Nesse contexto, surgem desafios como a identificação de intolerâncias individuais, a mudança a longo prazo dos hábitos alimentares e a manutenção da motivação. Descubra nas seções seguintes como superar esses desafios e influenciar positivamente sua saúde por meio de uma mudança alimentar direcionada.

Uma bem-sucedida mudança alimentar faseada, especialmente em doenças autoimunes, requer, além da adaptação da dieta, a compreensão dos princípios subjacentes e um acompanhamento contínuo por profissionais qualificados, a fim de alcançar sucessos a longo prazo.

Fase de Preparação

A fase de preparação de uma mudança alimentar em etapas, especialmente no contexto de autoimmunerkrankungen e medicina nutricional, começa com uma análise detalhada dos hábitos alimentares atuais. Aqui, documenta-se todos os alimentos e bebidas consumidos ao longo de um período definido, idealmente uma semana [s78]. Esta análise serve como base para identificar necessidades nutricionais individuais e reconhecer intolerâncias, deficiências ou padrões alimentares inadequados. Paralelamente, realiza-se uma ampla conscientização sobre os objetivos e o processo da mudança alimentar. Quanto melhor os pacientes compreendem o processo e os mecanismos subjacentes, maior é sua motivação e engajamento [s78]. Um aspecto importante é a introdução gradual de novos alimentos e a simultânea redução gradual do consumo de alimentos potencialmente problemáticos. Em vez de mudar completamente a dieta da noite para o dia, introduz-se gradualmente alimentos toleráveis no cardápio e reduz-se paralelamente o consumo daqueles que podem promover inflamações ou desencadear intolerâncias [s78] [s79]. Assim, o corpo pode se acostumar lentamente às mudanças. O acompanhamento por profissionais qualificados, como nutricionistas ou médicos com especialização em medicina nutricional, pode oferecer um suporte valioso nesta fase. Eles ajudam a superar dificuldades individuais e a desenvolver um plano alimentar que seja adequado tanto à doença específica quanto às necessidades pessoais [s78] [s79]. Um exemplo disso seria a introdução gradual de grãos sem glúten em zoeliakie, começando com pequenas quantidades e aumentando progressivamente, enquanto ao mesmo tempo se reduz o consumo de produtos que contêm glúten. Por fim, na fase de preparação, são estabelecidos objetivos realistas e um cronograma adequado para a mudança alimentar [s78]. Isso cria uma estrutura clara e aumenta a probabilidade de sucesso a longo prazo.

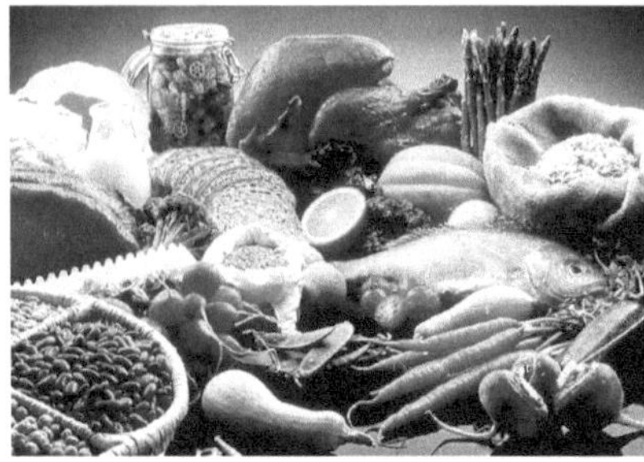

Alimentos [i64]

Bom saber

Deficiência

Um estado que resulta de uma falta persistente de certos nutrientes, como vitaminas ou minerais. Deficiências podem causar diversos problemas de saúde e devem ser corrigidas por meio de uma dieta equilibrada ou, se necessário, por suplementos alimentares.

Intolerância

Reações do corpo a certos alimentos que não são mediadas pelo sistema imunológico. Podem causar diversos sintomas, como distúrbios digestivos, dores de cabeça ou erupções cutâneas. No contexto de uma mudança alimentar, é importante identificar intolerâncias e evitar os alimentos correspondentes.

Inflamação

Uma reação complexa do corpo a estímulos nocivos, caracterizada por vermelhidão, inchaço, dor e calor. Inflamações crônicas podem estar relacionadas a doenças autoimunes e podem ser influenciadas positivamente por uma mudança alimentar direcionada.

Distribuição da Fase Preparatória

Distribuição das etapas preparatórias para mudanças na dieta

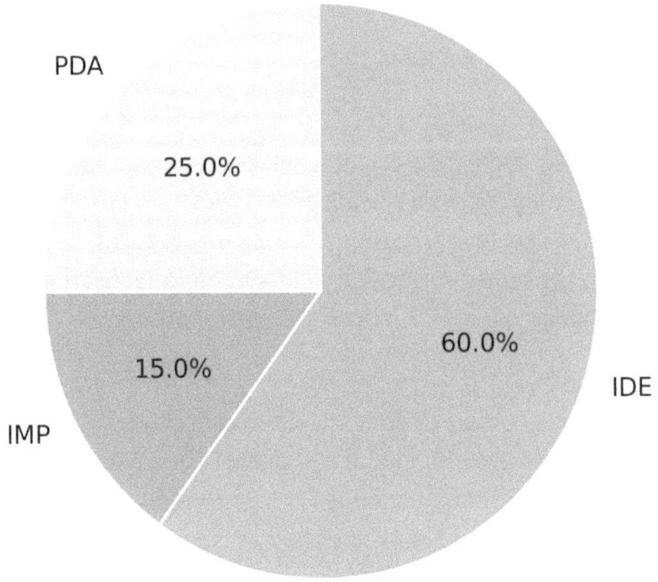

- IDE: Identificar e Eliminar Sensibilidades
- IMP: Implementar Mudanças na Dieta
- PDA: Planejar Alterações na Dieta

A maior parte da fase preparatória é dedicada à identificação e eliminação de sensibilidades alimentares. Isso enfatiza a importância de entender as reações individuais a diferentes alimentos no manejo de doenças autoimunes. Planejar e implementar mudanças graduais na dieta, embora em proporções menores, ainda são cruciais para o sucesso a longo prazo e para minimizar interrupções.

Fase de Implementação

Fase de Implementação: Na fase de implementação de uma mudança alimentar gradual, voltada para doenças autoimunes e princípios de nutrição clínica, as estratégias desenvolvidas na fase de preparação são colocadas em prática. Aqui, a adesão rigorosa ao novo plano alimentar é fundamental. Isso envolve tanto a integração dos alimentos recomendados quanto a exclusão daqueles identificados como potencialmente problemáticos [s80]. Assim, a eliminação consistente de certos grupos alimentares, como grãos, leguminosas ou plantas da família das solanáceas, pode contribuir para a redução dos sintomas em algumas doenças autoimunes [s80]. Ao mesmo tempo, concentra-se na ingestão adequada de todos os nutrientes essenciais para prevenir deficiências. A fase de implementação pode, assim como a fase de preparação, ser apoiada pela orientação especializada de um nutricionista ou médico. Essa orientação profissional ajuda a monitorar continuamente o plano alimentar, ajustá-lo e responder às necessidades individuais e às mudanças no curso da doença. Ao contrário da fase de preparação, onde a transição ocorre gradualmente, o foco agora está na implementação estável do novo conceito alimentar. Para pacientes com doenças crônicas, isso pode significar a adesão a uma dieta específica de carboidratos, uma dieta mediterrânea ou outra forma alimentar

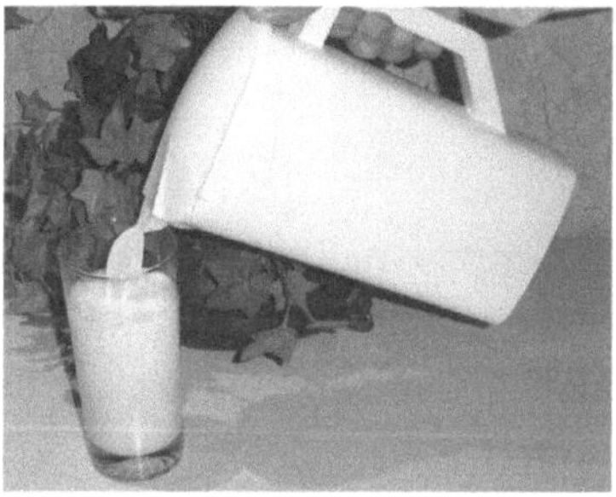

Dieta líquida [i65]

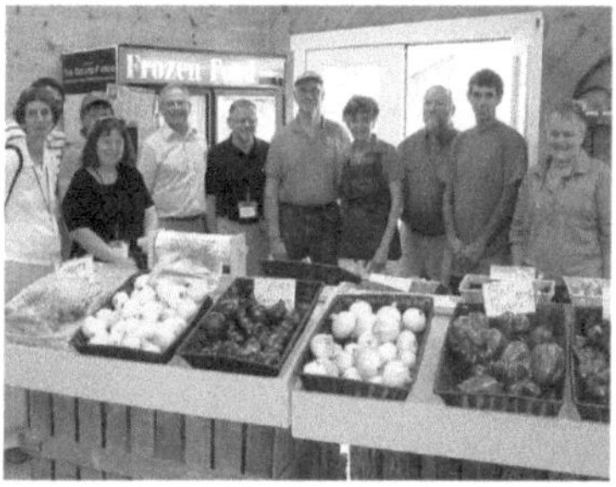

Dieta Mediterrânea [i66]

adequada [s81]. Semelhante a uma dieta líquida clara ou nutrição enteral no início de uma terapia, a adesão rigorosa à dieta na fase de implementação serve para controlar os sintomas agudos e apoiar o processo de cura [s81]. Uma dieta leve pode aliviar a digestão e reduzir inflamações, promovendo assim a remissão [s81]. A duração dessa fase é variável e depende do progresso individual e da obtenção de uma melhoria mensurável no estado geral e nas queixas relacionadas aos sintomas [s80]. Uma dieta que inicialmente se baseia em alimentos líquidos pode, assim que os sintomas agudos diminuírem, ser gradualmente expandida para alimentos sólidos e toleráveis, comparável à transição lenta da nutrição enteral para uma forma alimentar completa e tolerada pelo paciente [s81].

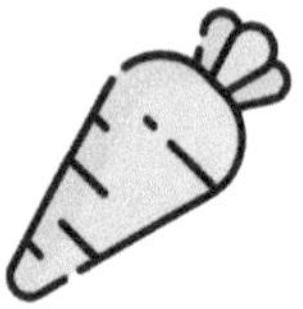

Gravidade dos Sintomas ao Longo do Tempo

Ilustra a redução típica dos sintomas autoimunes durante as mudanças na dieta.

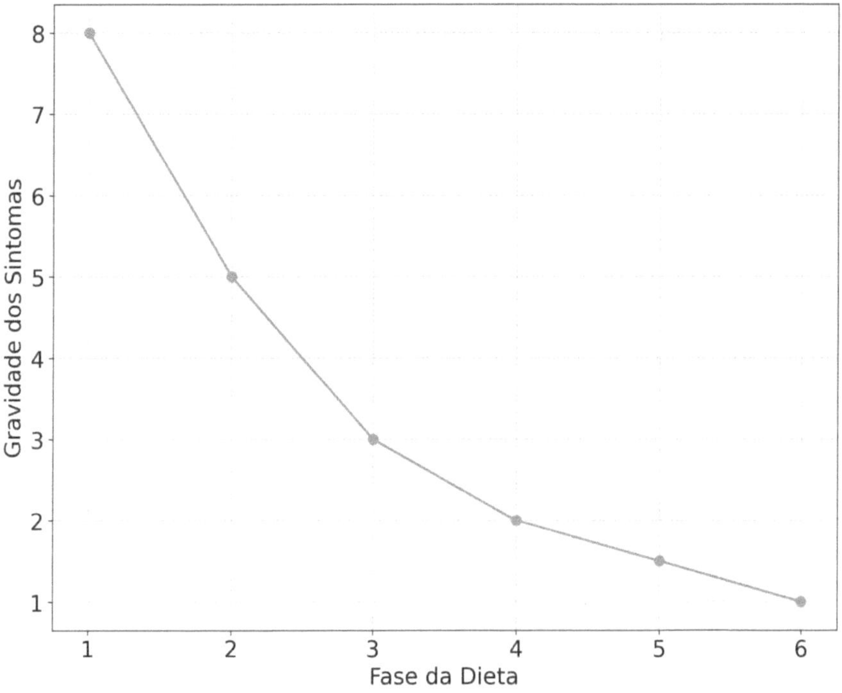

O gráfico mostra uma tendência geral de queda na gravidade dos sintomas à medida que o paciente progride pelas fases da mudança dietética. As melhorias iniciais podem ser rápidas, seguidas por um período de progresso mais lento ou até mesmo platôs temporários. Isso destaca a importância da adesão dietética sustentada para o benefício a longo prazo.

Fase de Manutenção

Fase de Manutenção: Na fase de manutenção de uma terapia nutricional autoimune, o objetivo é estabilizar e preservar o estado de saúde alcançado a longo prazo. Após a identificação e eliminação de alimentos problemáticos nas fases anteriores, bem como a introdução de novos alimentos toleráveis, esta fase concentra-se na integração duradoura das descobertas no cotidiano alimentar. [s82] A remissão clínica alcançada deve ser mantida e, ao mesmo tempo, deve-se garantir uma otimização do fornecimento de nutrientes. [s82] Um elemento central desta fase é a reintrodução gradual de alimentos ou grupos de alimentos que foram anteriormente excluídos. Assim, é possível testar individualmente se e quais alimentos causam novamente desconforto. Um paciente que, por exemplo, na fase de execução, evitou plantas da família das solanáceas, poderia agora inicialmente integrar pequenas quantidades de tomates em sua dieta e observar se reações ocorrem. Este procedimento permite uma identificação precisa de triggers individuais e possibilita uma alimentação o mais abrangente e variada possível, sem comprometer a saúde. A duração da fase de manutenção é variável e depende do curso individual da doença e do bem-estar subjetivo. [s82]

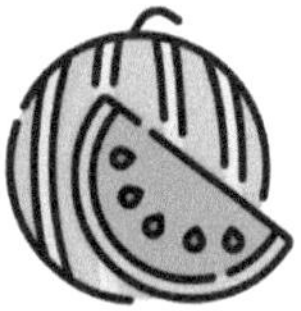

Ela pode durar até que uma melhoria perceptível e duradoura dos sintomas e do estado geral de saúde seja alcançada. [s82] O acompanhamento contínuo por um nutricionista ou médico também pode ser útil nesta fase, para otimizar a dieta e ajustá-la conforme necessário. A longo prazo, a fase de manutenção visa implementar de forma autônoma e duradoura as estratégias nutricionais aprendidas no cotidiano, contribuindo assim ativamente para a saúde.

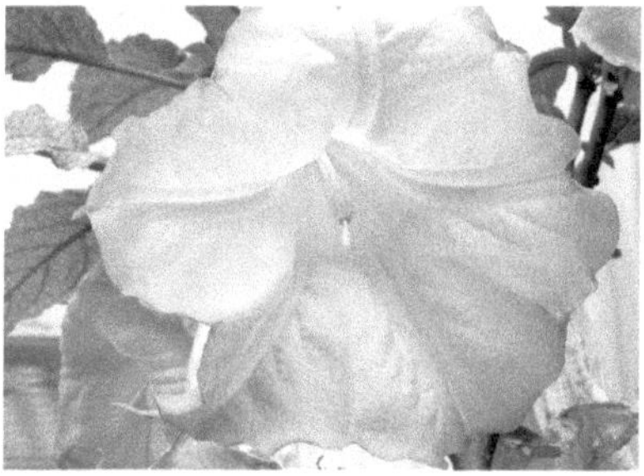

Solanáceas [i67]

Estratégias da Fase de Manutenção

Distribuição de estratégias dietéticas de longo prazo para doenças autoimunes.

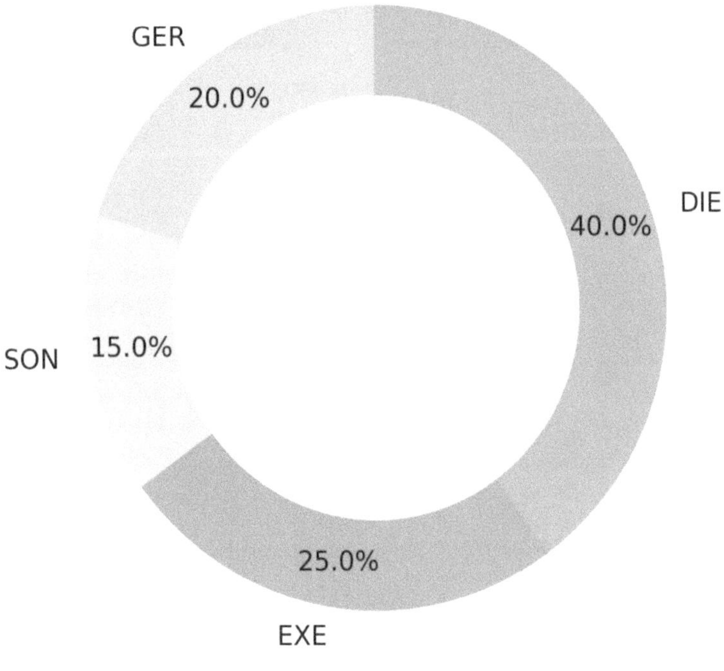

DIE: Modificações Dietéticas Contínuas EXE: Exercício Regular e Atividade
GER: Gerenciamento de Estresse SON: Sono e Repouso Adequados

A visualização destaca a importância de uma abordagem equilibrada para manter a remissão em doenças autoimunes. Embora as modificações dietéticas contínuas sejam cruciais, incorporar o gerenciamento do estresse, exercícios regulares e sono adequado são igualmente vitais para o bem-estar a longo prazo. A ênfase nos fatores do estilo de vida ressalta a natureza holística do manejo de doenças autoimunes e a necessidade de uma abordagem abrangente e sustentada.

Conselhos concretos

- Vincule cada nova fase alimentar a uma experiência sensorial, por exemplo, óleos aromáticos na fase de preparação, novos sabores na fase de execução.
- Integre pequenos momentos de prazer em seu novo plano alimentar, como um sal temperado caseiro ou um chá especial.
- Mude seu ambiente de refeição: coma em um lugar diferente, com outra música ou em nova companhia.
- Desenvolva um sistema de recompensas pessoal para marcos alcançados, que não tenha relação com comida, como uma ida ao cinema ou um novo livro.
- Visualize seu sucesso alimentar: imagine como você se sente com o novo estilo de alimentação e quais os impactos positivos que ele tem em sua saúde.
- Reflita ao final de cada semana sobre seus progressos e desafios e ajuste sua estratégia para a próxima semana.
- Concentre-se na fase de manutenção em adaptar suas receitas favoritas para que se encaixem em seu novo estilo alimentar.
- Troque ideias com seu nutricionista sobre técnicas de cozinha criativas e novos alimentos para diversificar sua alimentação.
- Crie pequenos "dias de experimentação" na fase de manutenção, onde você intencionalmente experimenta novos alimentos que tolera.
- Desenvolva um plano de emergência para situações em que você não pode seguir sua dieta como planejado, como em visitas a restaurantes ou viagens.

4. 2 Alívio dos sintomas

As doenças autoimunes frequentemente vêm acompanhadas de sintomas debilitantes que podem prejudicar significativamente o dia a dia. Estratégias de terapia nutricional oferecem uma abordagem promissora para aliviar essas queixas e melhorar a qualidade de vida. Nesse contexto, medidas anti-inflamatórias, o suporte à digestão e o fortalecimento do sistema imunológico desempenham um papel central. A seleção e combinação cuidadosa de alimentos podem regular processos inflamatórios, promover a saúde intestinal e fortalecer a defesa imunológica. Esta seção explora as complexas interações entre alimentação e doenças autoimunes e oferece informações práticas. Continue lendo e descubra como uma alimentação adaptada pode influenciar efetivamente seus sintomas e aumentar seu bem-estar.

A redução dos sintomas em doenças autoimunes requer uma abordagem holística que, além da terapia medicamentosa, inclua uma estratégia nutricional direcionada para reduzir processos inflamatórios, apoiar a digestão e fortalecer o sistema imunológico.

Medidas anti-inflamatórias

As medidas anti-inflamatórias visam reduzir processos inflamatórios crônicos no corpo, que desempenham um papel central nas doenças autoimunes. Uma mudança na dieta pode influenciar positivamente esses processos. Nutrientes antioxidative_naehrstoffe, como as vitaminas C e E, podem reduzir o estresse oxidativo e regular a inflamação [s83]. Uma dieta rica em frutas, vegetais e gorduras saudáveis, como a encontrada na dieta mediterrânea, diminui marcadores inflamatórios e pode reduzir o risco de doenças autoimunes [s83] [s84]. Ao mesmo tempo, a ingestão de ácidos graxos saturados e açúcar deve ser reduzida, pois podem promover inflamação [s83]. A composição das bactérias intestinais também desempenha um papel: probióticos e prebióticos podem influenciar positivamente a flora intestinal e modular reações inflamatórias [s83]. Como um estudo mostra, uma mudança dietética direcionada pode reduzir significativamente a carga sintomática clínica e diminuir marcadores inflamatórios, como a proteína C-reativa [s85]. Além disso, tal intervenção pode ter efeitos positivos na qualidade de vida, especialmente em áreas como funcionalidade física e emocional [s85]. Uma dieta rica em fibras também tem um efeito positivo na saúde intestinal, promovendo a diversidade das bactérias intestinais e estimulando a produção de ácidos graxos de cadeia curta, que possuem propriedades anti-inflamatórias [s86]. A integração de mais fibras na dieta diária, por meio de grãos integrais, leguminosas e vegetais, pode, portanto, contribuir de forma valiosa para a redução da inflamação [s86].

Bom saber

Ácidos Graxos de Cadeia Curta

Ácidos graxos de cadeia curta são produzidos no intestino pela fermentação de fibras pelas bactérias intestinais. Eles servem como fonte de energia para as células intestinais, fortalecem a barreira intestinal e têm propriedades anti-inflamatórias. Um aumento na ingestão de fibras pode promover a produção desses ácidos graxos e, assim, contribuir para a alívio dos sintomas.

Eficácia das Intervenções Anti-inflamatórias

Potencial de Redução de Sintomas

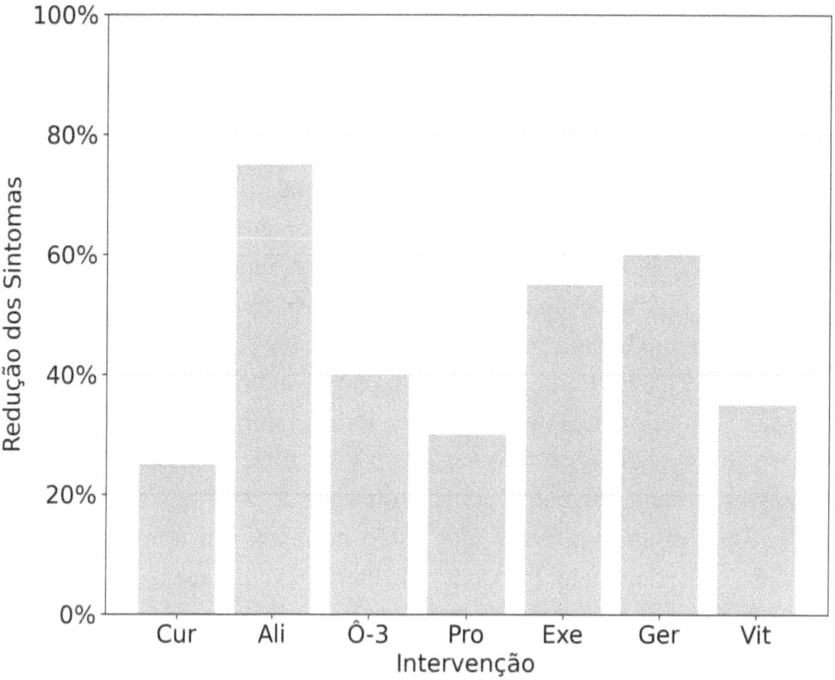

Ali: Eliminando Alimentos Inflamatórios | Cur: Curcumina
Exe: Exercício Regular | Ger: Gerenciamento de Estresse
Ô-3: Ácidos Graxos Ômega-3 | Pro: Probióticos
Vit: Suplementação de Vitamina D

Este gráfico destaca a eficácia potencial de várias intervenções anti-inflamatórias. A eliminação de alimentos inflamatórios mostra o maior impacto, sugerindo que as mudanças na dieta são cruciais. O gerenciamento do estresse e o exercício regular também contribuem significativamente para a redução dos sintomas. Embora os suplementos possam ser benéficos, seu impacto é geralmente menos pronunciado do que as modificações no estilo de vida. A combinação de várias abordagens pode produzir os melhores resultados para o gerenciamento da autoimunidade.

Suporte digestivo

Uma função digestiva intacta é especialmente relevante para pessoas com doenças autoimunes. Além dos já mencionados efeitos positivos de uma dieta rica em fibras e da modulação da flora intestinal por meio de probióticos e prebióticos, é necessário considerar outros aspectos. Por exemplo, aditivos alimentares em alimentos processados industrialmente podem aumentar a permeabilidade da parede intestinal, o que pode influenciar negativamente o surgimento e o curso de doenças autoimunes [s87]. Outro fator é a relação entre ácidos graxos ômega-6 e ômega-3. A ingestão excessiva de ácidos graxos ômega-6 em comparação com os ácidos graxos ômega-3 na dieta ocidental pode promover processos inflamatórios [s87]. Portanto, uma adaptação direcionada da dieta, com redução de alimentos processados industrialmente e aumento da proporção de ácidos graxos ômega-3, por exemplo, através do consumo de peixes gordurosos como salmão ou cavala, pode ser recomendável [s88]. Além disso, polifenóis, que estão presentes em muitos alimentos vegetais, especialmente na dieta mediterrânea, possuem propriedades anti-inflamatórias e podem modular a atividade de genes pró-inflamatórios [s87]. O consumo direcionado de alimentos ricos em polifenóis, como frutas vermelhas, azeite de oliva ou chocolate amargo, pode, portanto, apoiar a saúde digestiva e reduzir inflamações no corpo. Em caso de desconforto no trato digestivo superior, como pode ocorrer na gastrite autoimune, medicamentos como inibidores da bomba de prótons (IBPs) ou antagonistas do receptor H2 oferecem alívio, reduzindo a produção de ácido gástrico [s89]. Além disso, uma adaptação dos hábitos alimentares, como o consumo de refeições menores e mais frequentes, pode aliviar sintomas como sensação de plenitude e saciedade precoce [s89].

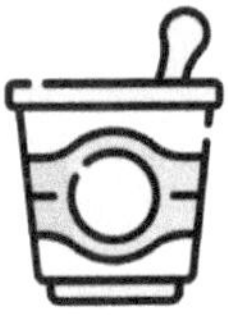

Bom saber

Gastrite autoimune

Uma inflamação crônica da mucosa gástrica, causada pelo sistema imunológico, que pode levar a desconfortos digestivos.

Inibidores da bomba de prótons

Os inibidores da bomba de prótons reduzem a produção de ácido gástrico e podem aliviar sintomas como azia e dor, que podem ocorrer em algumas doenças autoimunes.

Probióticos

Os probióticos são microrganismos vivos que, quando consumidos em quantidade suficiente, podem ter efeitos positivos na saúde, restaurando o equilíbrio da flora intestinal e contribuindo para o alívio de desconfortos digestivos.

Suporte Digestivo e Alívio de Sintomas

Efetividade, duração e intensidade dos métodos de suporte digestivo.

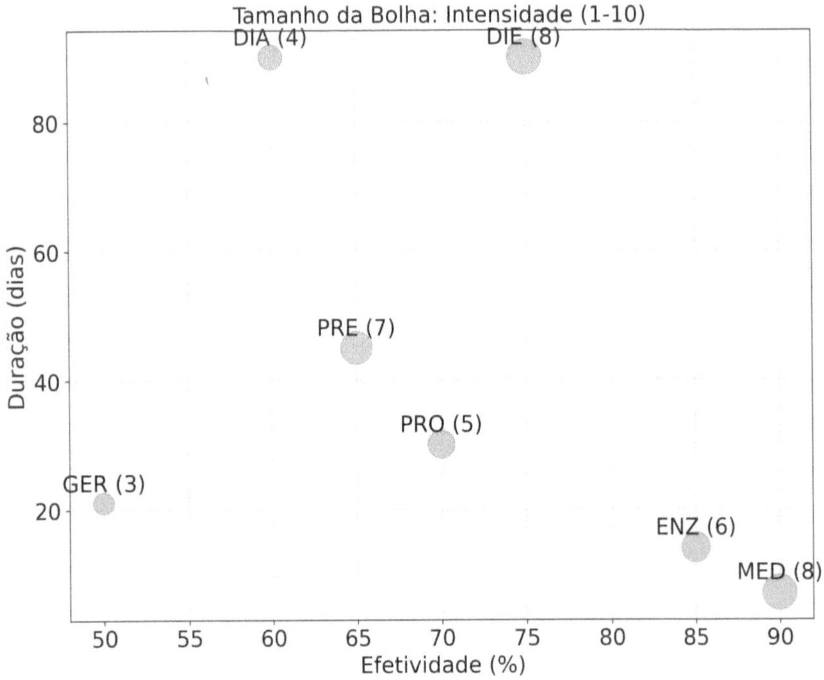

Blasengröße: Intensidade ((1-10))

DIA: Mudanças na Dieta

DIE: Dieta de Eliminação

ENZ: Suplementos Enzimáticos

GER: Gerenciamento de Estresse

MED: Medicação

PRE: Prebióticos

PRO: Probióticos

A suplementação enzimática mostra alta efetividade e duração moderada, enquanto os probióticos oferecem efetividade ligeiramente menor, mas maior duração. As mudanças na dieta têm a duração mais longa, mas com efetividade e intensidade variadas. Os prebióticos mostram efetividade, duração e intensidade moderadas. Isso sugere que estratégias personalizadas são cruciais, potencialmente combinando métodos para um alívio ideal.

Fortalecimento do sistema imunológico

Um sistema imunológico robusto é essencial para a saúde geral, especialmente em doenças autoimunes. Além das estratégias nutricionais já mencionadas para a redução da inflamação e suporte à digestão, existem outras maneiras de influenciar positivamente a função imunológica. A atividade física, como exercícios aeróbicos regulares ou treinamento de força moderado, pode fortalecer as defesas do corpo e reduzir a suscetibilidade a infecções [s90]. O exercício estimula a circulação de células imunológicas e promove a produção de anticorpos. Além disso, uma adequada ingestão de mikronaehrstoffen pode melhorar a competência imunológica, especialmente em pessoas mais velhas [s90]. Embora uma dieta equilibrada geralmente atenda às necessidades de vitaminas e minerais, em certos casos, a suplementação, como um multivitamínico, pode ser benéfica. Além disso, estudos mostram que certos nutrientes podem modular a resposta imunológica de forma direcionada. O zinco, por exemplo, inibe a formação de mediadores inflamatórios e apoia o desenvolvimento de células T reguladoras, que controlam uma resposta imunológica excessiva [s91]. O aminoácido triptofano e seus produtos metabólicos, que são formados tanto pela alimentação quanto pelas bactérias intestinais, também influenciam o sistema imunológico. Eles podem ativar células T reguladoras e, assim, reduzir processos inflamatórios, inclusive no cérebro [s92]. Outro aspecto é o papel do colesterol na resposta imunológica. Como componente da membrana celular, ele influencia sua fluidez e, portanto, a funcionalidade das células imunológicas [s91]. Uma ingestão equilibrada de colesterol através da alimentação é, portanto, importante para um sistema imunológico saudável. Colostro bovino, o primeiro leite das vacas, contém uma variedade de substâncias bioativas e também pode apoiar a função imunológica, especialmente sob estresse físico [s90]. Além dessas medidas nutricionais, é aconselhável reduzir o estresse e manter um peso saudável, pois ambos

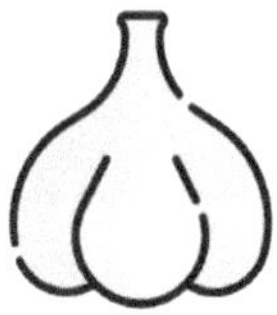

podem influenciar a função imunológica e o curso das doenças autoimunes [s93].

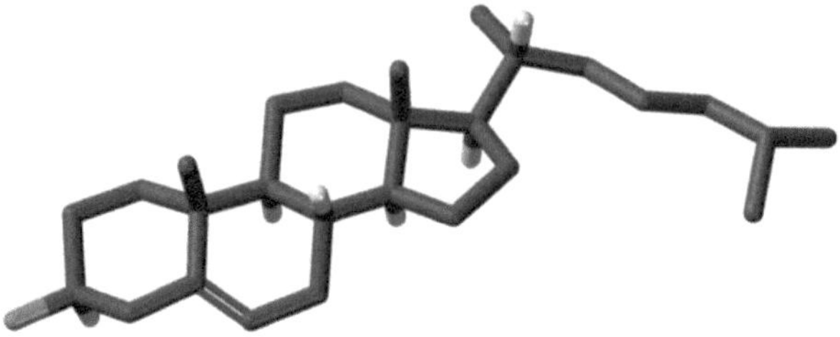

Colesterol [i68]

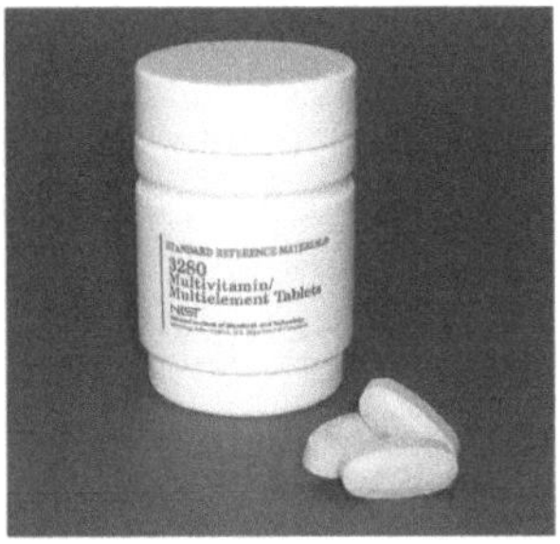

Suplemento multivitamínico [i69]

Células T reguladoras

Células T reguladoras são um tipo especial de células imunológicas que ajudam a regular a resposta imunológica e suprimir reações excessivas. Elas desempenham um papel importante na manutenção da tolerância imunológica e na prevenção de doenças autoimunes.

Colostro bovino

Colostro bovino é o primeiro leite das vacas e contém uma variedade de substâncias bioativas, incluindo anticorpos, fatores de crescimento e imunomoduladores. Ele pode fortalecer a função imunológica, promover a saúde intestinal e apoiar a regeneração após esforço físico.

Função imunológica

A função imunológica refere-se à capacidade do sistema imunológico de reconhecer e combater patógenos. Uma função imunológica ideal é importante para manter o equilíbrio entre defesa e tolerância no corpo e prevenir reações imunológicas excessivas.

Multivitamínico

Um multivitamínico contém uma combinação de várias vitaminas e minerais e pode ajudar a garantir uma ingestão adequada desses nutrientes essenciais. Ele pode ser especialmente útil em dietas desequilibradas ou em casos de aumento da demanda para apoiar a função imunológica.

Impacto no Sistema Imunológico vs. Alívio dos Sintomas

Comparação de fatores que impactam a força imunológica e o alívio dos sintomas.

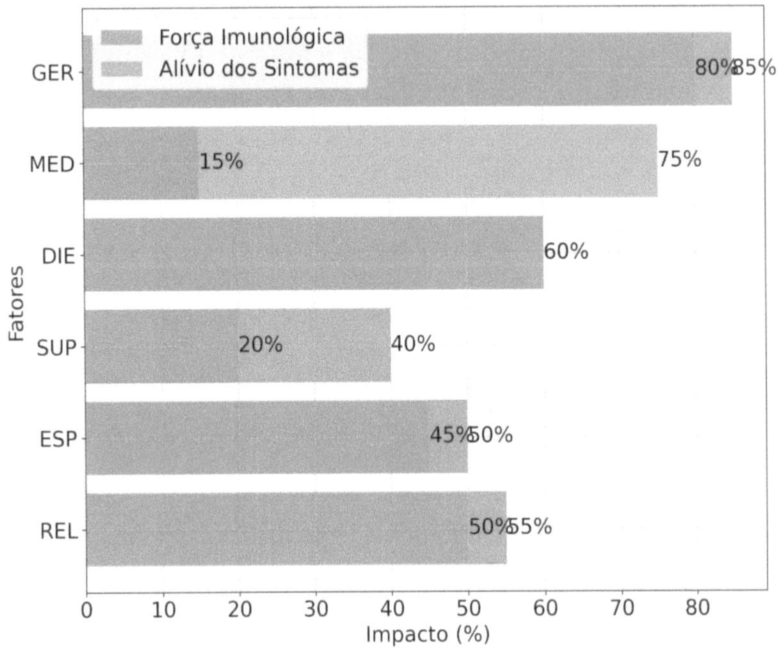

DIE: Dieta

ESP: Esporte

GER: Gerenciamento do Estresse

MED: Medicação

REL: Relaxamento

SUP: Suplementos

Este gráfico destaca o impacto relativo de vários fatores do estilo de vida na força do sistema imunológico e na redução dos sintomas em condições autoimunes. O gerenciamento do estresse parece ser crucial para ambos, enquanto a medicação se concentra principalmente no alívio dos sintomas. A dieta demonstra um impacto moderado em ambas as áreas, sugerindo sua importância como um elemento fundamental. Os suplementos mostram uma contribuição menor, mas ainda perceptível, para a força imunológica, enquanto seu efeito de alívio dos sintomas é mínimo. Técnicas de esporte e relaxamento oferecem uma abordagem equilibrada, beneficiando ambos os aspectos do manejo autoimune.

Conselhos concretos

- Monte chás de ervas reconfortantes que acalmem sua digestão, como funcho, anis e cominho.
- Crie seu ritual pessoal de relaxamento antes das refeições, por exemplo, com um breve exercício de respiração ou música suave.
- Massageie suavemente seu abdômen no sentido horário para estimular a digestão e aliviar possíveis cólicas.
- Aqueça seu abdômen com uma bolsa de água quente ou uma almofada de cereja para gerar uma sensação agradável e apoiar a digestão.
- Beba água morna em pequenos goles ao longo do dia para hidratar seu corpo e promover a digestão.
- Incorpore regularmente pequenas sessões de movimento em sua rotina, como caminhadas curtas ou leves alongamentos, para apoiar a atividade intestinal.
- Prepare pequenos lanches de fácil digestão, como legumes cozidos no vapor ou um punhado de nozes, para evitar ataques de fome.
- Coma em um local tranquilo e agradável, livre de distrações, para desfrutar conscientemente de suas refeições e promover a digestão.
- Ouça seu corpo e coma apenas quando realmente sentir fome, para não sobrecarregar sua digestão.
- Evite comer apressadamente e mastigue cada garfada cuidadosamente para facilitar a digestão e evitar a sensação de estômago cheio.
- Reserve tempo suficiente para descansar após as refeições e evite atividades extenuantes para apoiar a digestão de forma ideal.

4. 3 Acompanhamento Médico Nutricional

Acompanhamento em medicina nutricional é essencial para o sucesso de estratégias terapêuticas nutricionais em doenças autoimunes. Isso inclui a monitorização contínua do progresso da terapia, a detecção precoce de problemas e a adaptação individual da terapia nutricional. Tanto dados objetivos, como resultados laboratoriais e dados corporais, quanto queixas subjetivas do paciente desempenham um papel decisivo. Esse processo requer uma estreita colaboração entre o paciente e o terapeuta. Continue lendo para descobrir como, por meio de um acompanhamento nutricional ideal, você pode tornar sua terapia bem-sucedida e melhorar sua qualidade de vida de forma sustentável.

Um acompanhamento bem-sucedido na medicina nutricional em doenças autoimunes requer um monitoramento contínuo, no qual dados objetivos (valores laboratoriais, dados corporais) e experiências subjetivas do paciente sejam igualmente considerados e documentados de forma sistemática, a fim de ajustar a terapia de maneira individual e melhorar a qualidade de vida de forma sustentável.

Monitoramento terapêutico

O monitoramento terapêutico em doenças autoimunes e mudanças na dieta envolve controles regulares e ajustes na terapia. Ele serve para verificar o sucesso do tratamento, identificar efeitos colaterais indesejados e adaptar o tratamento de forma individual. A frequência e o tipo de exames dependem da doença específica, da abordagem terapêutica e do curso individual. Um componente fundamental do monitoramento terapêutico são os exames laboratoriais. Marcadores inflamatórios como CRP (proteína C-reativa), VSG (velocidade de sedimentação) ou anticorpos autoantigênicos fornecem informações sobre a atividade da doença autoimune. Além disso, podem ser controlados hemograma, valores hepáticos e renais, níveis de vitaminas e minerais, bem como hormônios da tireoide, para capturar possíveis efeitos da mudança na dieta ou da terapia medicamentosa. Um paciente com hashimotothyreoiditis, por exemplo, necessita de controles regulares dos hormônios tireoidianos (TSH, fT3, fT4) para ajustar a dosagem do medicamento de forma ideal. Mudanças nos hábitos alimentares, como a exclusão de glúten em zoeliakie, também exigem um controle rigoroso de anticorpos específicos para avaliar o sucesso da terapia. Além dos parâmetros laboratoriais, as queixas subjetivas do paciente também são relevantes. Dor, fadiga, problemas digestivos ou alterações cutâneas podem indicar uma terapia inadequada ou intolerâncias. Um diário alimentar pode ajudar a identificar relações entre alimentos e sintomas, permitindo ajustar a dieta de acordo. Documente os alimentos consumidos, horários, quantidades e queixas que surgirem. Assim, você e seu terapeuta obterão informações valiosas para a adaptação da terapia. O monitoramento terapêutico também inclui a avaliação regular do estado nutricional. Peso corporal, composição corporal (por exemplo, massa muscular e de gordura) e protocolos alimentares ajudam a identificar deficiências precocemente e a combatê-las. Especialmente em dietas restritivas, como a eliminationsdiaet, é importante um controle preciso da ingestão de nutrientes para evitar deficiências. Preste atenção a uma ingestão adequada de vitaminas, minerais, oligoelementos, ácidos graxos essenciais e aminoácidos. A colaboração entre paciente e terapeuta é crucial para um monitoramento terapêutico bem-sucedido. A comunicação aberta sobre queixas, hábitos alimentares e sucessos terapêuticos permite uma adaptação individual do tratamento. Conversas regulares servem para revisar o plano de tratamento, redefinir metas e fortalecer a motivação. Anote suas perguntas e mudanças observadas para discuti-las nas consultas. Assim, você pode participar ativamente de sua saúde e influenciar positivamente o sucesso da terapia. A duração do monitoramento terapêutico é individual e depende do curso da doença e da abordagem terapêutica. Mesmo após alcançar uma estabilização, exames de controle regulares são úteis para identificar e prevenir possíveis recaídas. Um acompanhamento a longo prazo por um terapeuta qualificado oferece o melhor suporte na gestão de uma doença autoimune e na implementação de uma terapia nutricional individual. O monitoramento terapêutico é, portanto, um processo contínuo, baseado nas necessidades individuais do paciente e adaptado de forma flexível ao curso da doença. Um monitoramento consistente em combinação com uma terapia nutricional individual pode ajudar a melhorar e manter a qualidade de vida de pacientes com doenças autoimunes.

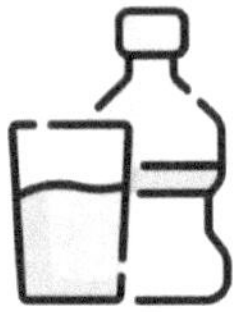

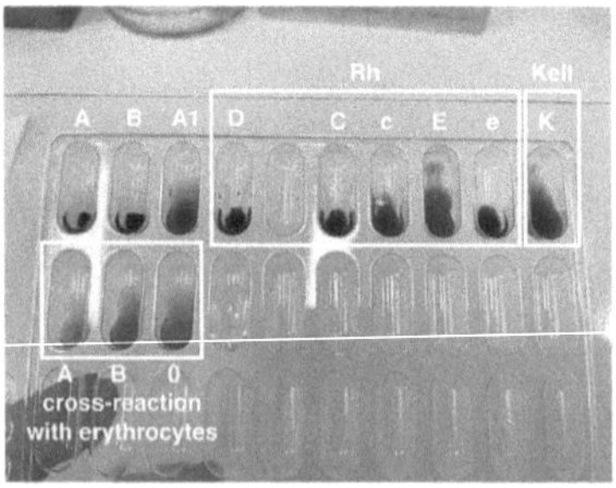

Análise de sangue [i70]

Bom saber

Ácidos graxos essenciais

Ácidos graxos essenciais são gorduras que o corpo não pode produzir por conta própria e, portanto, devem ser obtidas através da alimentação. Eles desempenham um papel importante em várias funções corporais, incluindo regulação imunológica e redução da inflamação. Ácidos graxos ômega-3 são um exemplo de ácidos graxos essenciais que podem ter efeitos positivos em doenças autoimunes.

Aminoácidos

Aminoácidos são os blocos de construção das proteínas. Eles são importantes para a construção e reparo de tecidos corporais, produção de hormônios e enzimas, bem como para um sistema imunológico funcional. Uma ingestão adequada de aminoácidos é especialmente importante em doenças autoimunes para apoiar a regeneração do corpo.

Autoanticorpos

Autoanticorpos são anticorpos que o sistema imunológico produz contra estruturas do próprio corpo. Eles desempenham um papel importante na origem e no curso das doenças autoimunes. No contexto do acompanhamento nutricional, autoanticorpos específicos podem ser medidos para confirmar o diagnóstico e monitorar o curso da doença.

Redução do Marcador Inflamatório

Diminuição dos marcadores inflamatórios ao longo do tempo com intervenção dietética.

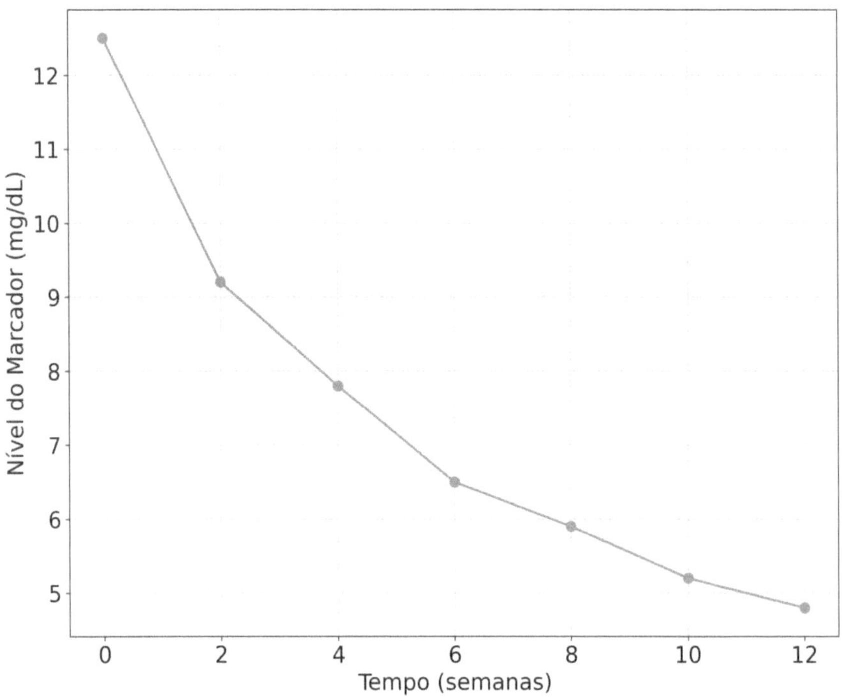

O gráfico mostra uma tendência descendente consistente nos marcadores inflamatórios, sugerindo a eficácia das mudanças dietéticas prescritas no tratamento da condição autoimune. A queda significativa nas primeiras semanas indica uma resposta inicial positiva à intervenção. Recomenda-se o monitoramento contínuo para garantir o controle a longo prazo e ajustar o plano dietético conforme necessário.

Adaptação da terapia nutricional

A adaptação da terapia nutricional em doenças autoimunes requer uma abordagem dinâmica, baseada nas necessidades individuais e na evolução da doença do paciente. Além dos parâmetros laboratoriais comuns, como marcadores inflamatórios (crp, BSG) e autoanticorpos, as percepções subjetivas do paciente também ganham importância. Por exemplo, desconfortos digestivos que ocorrem após o consumo de certos alimentos podem fornecer indícios de intolerâncias e exigir uma modificação do plano alimentar [s94]. Um diário alimentar, no qual os alimentos consumidos, as quantidades e os sintomas associados são documentados, oferece uma base valiosa. A otimização da ingestão de nutrientes é outro aspecto central da adaptação da terapia. Especialmente em dietas restritivas, é necessário garantir a ingestão adequada de vitaminas, minerais, oligoelementos, ácidos graxos essenciais e aminoácidos. O monitoramento regular do estado nutricional, por meio da análise do peso corporal e da composição corporal, ajuda a identificar deficiências precocemente e a agir de forma direcionada. Em doenças neurológicas, como a esclerose múltipla, suplementos alimentares podem ser utilizados em consulta com o médico responsável para garantir uma ingestão ideal de nutrientes [s94] [s95]. A pesquisa também investiga a influência de prebióticos e probióticos no microbioma e no sistema imunológico [s95]. A colaboração entre paciente e terapeuta é essencial para o sucesso da terapia. Uma troca aberta sobre observações, queixas e sucessos terapêuticos permite uma adaptação individual do plano de tratamento. Nesse processo, as experiências e a motivação do paciente também podem ser consideradas. Estudos mostram, por exemplo, que pacientes com doenças da tireoide frequentemente ajustam sua dieta por conta própria e preferem a orientação de nutricionistas [s96]. Este exemplo sublinha a importância de uma comunicação centrada no paciente e de um aconselhamento nutricional profissional. A adaptação da terapia nutricional é um processo contínuo que requer monitoramentos regulares mesmo após a estabilização. Retrocessos a longo prazo podem ser identificados precocemente e tratados. A combinação de um monitoramento consistente e uma terapia nutricional individualizada contribui para melhorar e manter a qualidade de vida dos pacientes com doenças autoimunes. A avaliação contínua dos hábitos alimentares com instrumentos adequados, como a análise da aderência a determinadas formas de dieta (por exemplo, dieta mediterrânea ou westliche_diaet), pode fornecer informações adicionais para a otimização da terapia [s97].

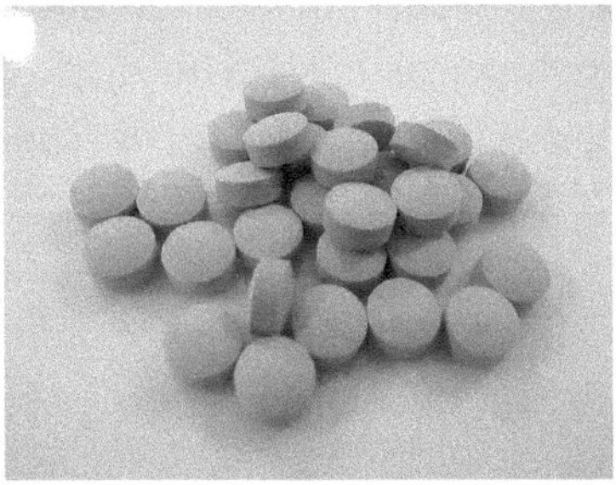

Suplementos alimentares [i71]

Bom saber

Aderência

A adesão às recomendações terapêuticas, por exemplo, a uma dieta específica, por parte do paciente. Uma alta aderência é importante para o sucesso do tratamento em doenças autoimunes.

Autoanticorpos

Anticorpos que atacam estruturas do próprio corpo e são característicos de doenças autoimunes. Sua determinação é utilizada para diagnóstico e monitoramento da evolução da doença.

Esclerose múltipla

Uma doença inflamatória crônica do sistema nervoso central que pode levar a diversos sintomas neurológicos e para a qual uma dieta adaptada pode ter um efeito benéfico.

Sistema imunológico

O sistema de defesa do corpo que protege contra patógenos e outras influências nocivas. Em doenças autoimunes, o sistema imunológico ataca erroneamente estruturas do próprio corpo.

Suplementos alimentares

Fontes concentradas de nutrientes que podem ser ingeridas além da dieta para compensar uma deficiência ou apoiar funções específicas, especialmente em dietas restritivas no contexto de doenças autoimunes.

Ajustes da Terapia Nutricional em Doenças Autoimunes

Frequência e extensão dos ajustes dietéticos necessários para várias condições autoimunes.

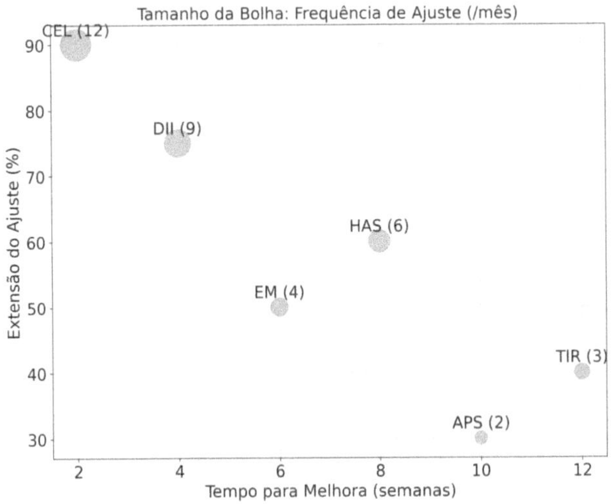

Blasengröße: Frequência de Ajuste (/mês)

APS: Artrite Psoriática

AR: Artrite Reumatoide

CEL: Doença Celíaca

DII: Doença Inflamatória Intestinal

EM: Esclerose Múltipla

TIR: Tireoidite de Hashimoto

O gráfico revela um espectro de necessidades de ajuste dietético. Condições como a doença celíaca frequentemente exigem ajustes extensos e frequentes, indicados por grandes bolhas posicionadas no topo do eixo y. Outras, talvez como a tireoidite de Hashimoto, podem necessitar de ajustes moderados, representados por bolhas menores em um valor médio de y. Condições com bolhas menores e valores de y mais baixos sugerem que ajustes dietéticos menos frequentes e menos extensos são tipicamente necessários. O eixo x indica o tempo médio para a melhora dos sintomas após as mudanças na dieta.

Documentação dos Progressos

A coleta sistemática de progressos é um aspecto importante do acompanhamento nutricional em doenças autoimunes. Uma documentação precisa permite tanto ao paciente quanto ao terapeuta avaliar objetivamente o curso da terapia e, se necessário, fazer ajustes. Não se trata apenas da coleta de dados, mas principalmente da interpretação significativa das informações coletadas. Esta documentação pode abranger vários aspectos: valores laboratoriais (por exemplo, Marcadores de Inflamação, níveis de vitaminas e Níveis de Minerais), sintomas subjetivos (por exemplo, intensidade da dor, problemas digestivos, nível de energia) e protocolos alimentares (alimentos consumidos, quantidades, horários). Além disso, dados corporais como peso, composição corporal e pressão arterial podem ser registrados. Uma abordagem estruturada para a documentação, por exemplo, utilizando questionários padronizados ou aplicativos, pode melhorar a qualidade e a eficiência da coleta de dados, uma necessidade que também existe em outras áreas da saúde, como a Quiropraxia, onde estudos mostram que muitos profissionais consideram sua formação em nutrição insuficiente [s98]. A avaliação regular dos dados documentados permite a identificação precoce de padrões e relações. Por exemplo, intolerâncias a certos alimentos podem ser identificadas ou a influência da dieta na intensidade dos sintomas pode ser analisada. Um paciente que reclama regularmente de inchaço após consumir produtos lácteos pode registrar essa informação em seu diário alimentar. A análise conjunta dessas anotações com o terapeuta pode levar à exclusão temporária de produtos lácteos do cardápio, a fim de verificar a suspeita de intolerância à lactose. O desenvolvimento subsequente dos sintomas será documentado e fornecerá informações valiosas para o planejamento terapêutico futuro. Uma abordagem sistemática como essa aumenta a probabilidade de que a terapia nutricional seja otimamente ajustada às necessidades individuais do paciente e leve ao sucesso desejado. A interpretação conjunta dos dados também fortalece a colaboração entre paciente e terapeuta e promove a responsabilidade do paciente por sua saúde. A documentação dos progressos, portanto, não é um fim em si mesma, mas uma ferramenta valiosa para otimizar continuamente a terapia nutricional e melhorar a qualidade de vida dos pacientes a longo prazo.

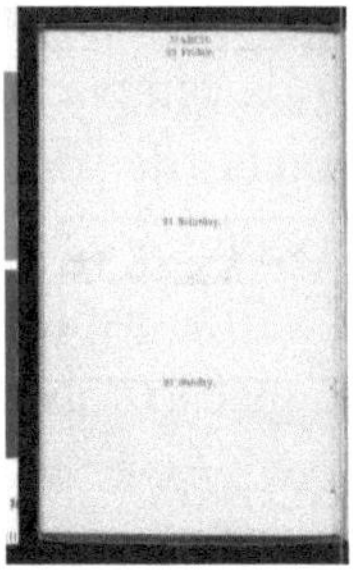

Diário alimentar [i72]

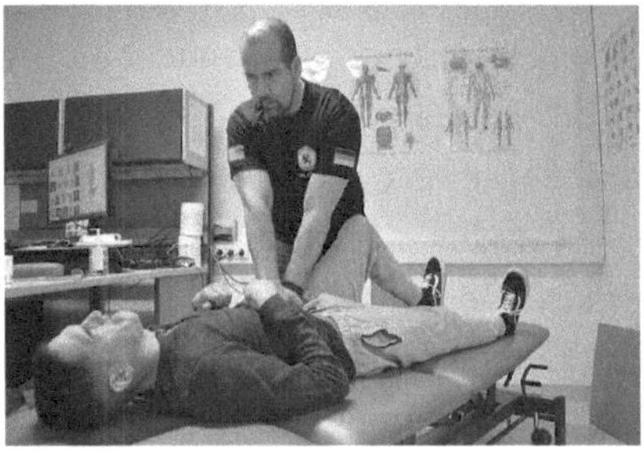

Quiroprática [i73]

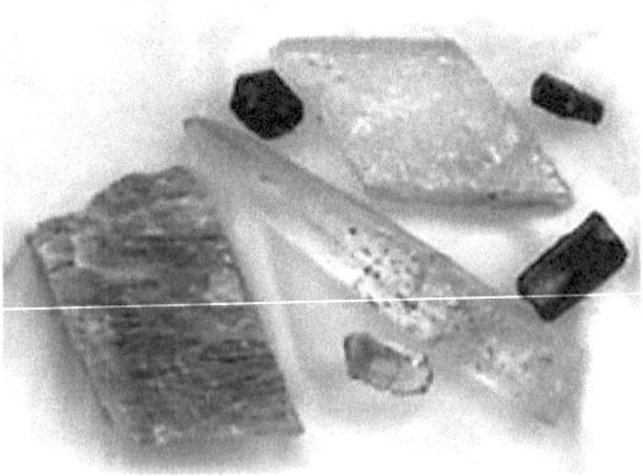

Mineral [i74]

Bom saber

Intolerância à Lactose

Intolerância ao açúcar do leite, a lactose, que pode causar problemas digestivos e requer atenção especial em doenças autoimunes.

Marcadores de Inflamação

Substâncias no sangue que indicam inflamações no corpo e ajudam na avaliação do curso de uma doença autoimune.

Níveis de Minerais

A concentração de minerais no sangue, influenciada pela dieta e relevante para o tratamento de doenças autoimunes.

Quiropraxia

Método de tratamento que se concentra no diagnóstico, tratamento e prevenção de disfunções do sistema musculoesquelético, especialmente da coluna vertebral, e considera a dieta do paciente.

Indicadores de Sucesso no Coaching Nutricional Autoimune

Distribuição de resultados positivos no coaching nutricional autoimune.

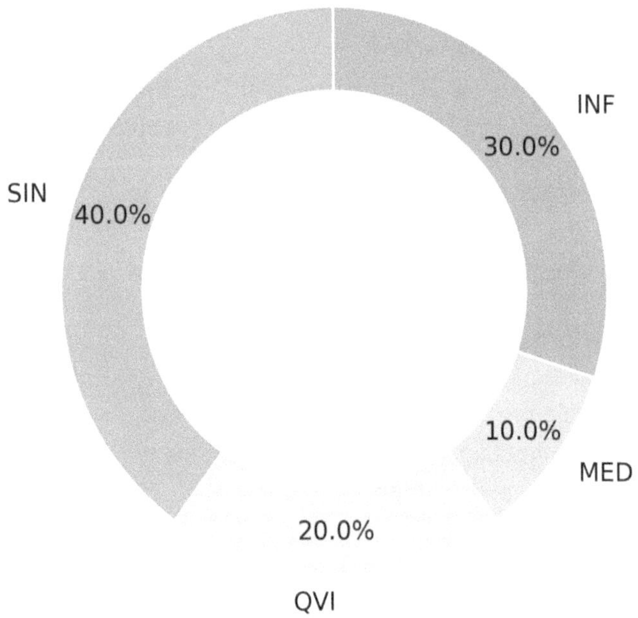

INF: Marcadores de Inflamação Reduzidos MED: Redução da Medicação
QVI: Qualidade de Vida Aprimorada SIN: Gestão de Sintomas Aprimorada

A maioria dos clientes experimenta uma melhor gestão dos sintomas, demonstrando a eficácia das intervenções dietéticas em condições autoimunes. Marcadores de inflamação reduzidos sugerem um impacto positivo nos processos inflamatórios subjacentes. Embora a melhoria da qualidade de vida seja um resultado significativo para muitos, destaca a importância de uma abordagem holística que englobe o bem-estar físico e mental. A menor proporção de redução da medicação indica que as mudanças na dieta podem complementar, mas nem sempre substituir, os tratamentos existentes.

Conselhos concretos

- Desenvolva, juntamente com seu nutricionista, um sistema de semáforo individual para alimentos que leve em consideração suas intolerâncias pessoais.
- Crie uma "caixa de emergência" com alimentos bem tolerados para fases agudas de doença, a fim de prevenir a desnutrição.
- Integre exercícios de alimentação consciente em sua terapia para aguçar a percepção dos sinais de fome e saciedade.
- Utilize técnicas de visualização para imaginar os efeitos positivos da terapia nutricional em seu corpo.
- Desenvolva, com seu terapeuta, uma estratégia de enfrentamento do estresse, uma vez que o estresse pode intensificar reações autoimunes.
- Reflita regularmente sobre a influência de suas emoções em seu comportamento alimentar e desenvolva estratégias alternativas de enfrentamento.
- Crie um livro de receitas pessoal com suas receitas favoritas, adaptadas à sua terapia nutricional.
- Organize uma noite de culinária com outras pessoas afetadas para trocar experiências e conhecer novas receitas.
- Visite, juntamente com seu terapeuta, uma fazenda orgânica para aprender mais sobre a origem de seus alimentos.
- Desenvolva rituais individuais em torno de suas refeições que o ajudem a associar positivamente sua mudança alimentar.
- Mantenha um diário de sucessos, onde você documenta não apenas seus progressos, mas também mudanças positivas em seu bem-estar.

Revisão - 4. Estratégias de Terapia Nutricional

Estratégias terapêuticas nutricionais em doenças autoimunes exigem uma compreensão profunda das complexas interações entre alimentação, sistema imunológico e o curso individual da doença. Uma abordagem faseada, começando com uma análise minuciosa dos seus hábitos alimentares atuais, forma a base para uma terapia bem-sucedida. Documente sua ingestão alimentar ao longo de um período representativo, idealmente uma semana, para obter uma imagem clara dos seus hábitos alimentares. Este levantamento serve como ponto de partida para identificar potenciais alimentos desencadeadores, deficiências nutricionais e padrões alimentares desfavoráveis. Paralelamente, é importante se informar amplamente sobre os objetivos e o processo da mudança alimentar. Uma compreensão fundamentada dos mecanismos subjacentes fortalece sua motivação e seu comprometimento com o frequentemente desafiador processo de mudança alimentar.

A implementação das estratégias elaboradas ocorre de forma gradual. Em vez de mudar radicalmente sua dieta, integre gradualmente alimentos toleráveis ao seu cardápio e reduza simultaneamente o consumo de alimentos potencialmente problemáticos. Essa adaptação gradual permite que seu corpo se acostume aos novos hábitos alimentares e minimiza o risco de reações indesejadas. A eliminação consistente dos alimentos desencadeadores identificados pode contribuir significativamente para a redução dos seus sintomas durante a fase de implementação. Preste atenção especial à ingestão adequada de nutrientes para prevenir deficiências. O acompanhamento profissional de um nutricionista qualificado ou médico pode ajudá-lo a otimizar seu plano alimentar e adaptá-lo ao seu curso da doença. Lembre-se de que a duração das fases individuais – preparação, implementação e manutenção – é variável e depende do seu progresso individual.

A fase de manutenção visa estabilizar a condição de saúde alcançada a longo prazo. A reintrodução gradual de alimentos previamente eliminados permite que você identifique com precisão seus fatores desencadeadores individuais e torne sua dieta o mais variada possível, sem comprometer sua saúde. Mesmo nesta fase, o acompanhamento contínuo por um especialista é útil para otimizar sua alimentação e ajustá-la conforme necessário. Além da alimentação, outros fatores desempenham um papel importante no seu bem-estar: atividade física regular, redução do estresse e um peso saudável podem fortalecer seu sistema imunológico e influenciar positivamente o curso da sua doença. Preste atenção a uma ingestão adequada de micronutrientes, se necessário, por meio de suplementação em consulta com seu médico.

A documentação do seu progresso é essencial para o sucesso da sua terapia nutricional. Registre seus hábitos alimentares, seus sintomas e valores laboratoriais relevantes para avaliar objetivamente o progresso da terapia e fazer ajustes. A avaliação regular dos dados documentados em colaboração com seu terapeuta permite que você reconheça as relações entre alimentação e sintomas e otimize continuamente sua estratégia alimentar. Estratégias terapêuticas nutricionais em doenças autoimunes são um processo individual e dinâmico. Com paciência, consistência e o apoio de profissionais qualificados, você pode moldar ativamente sua alimentação e melhorar sua qualidade de vida de forma sustentável. Esteja ciente de que você desempenha o papel mais importante nesse processo. Sua participação ativa e seu comprometimento são a chave para um sucesso a longo prazo.

5. Otimização Nutricional Sustentável

Como podemos estruturar nossa alimentação de forma que não apenas alivie sintomas a curto prazo, mas contribua de maneira duradoura para a saúde? O caminho para uma mudança alimentar sustentável assemelha-se a uma expedição, onde cada passo deve ser cuidadosamente planejado. Tanto a escolha dos alimentos quanto seu efeito no corpo e na mente desempenham um papel central. As estratégias corretas ajudam a evitar retrocessos e a continuar de forma consistente o caminho escolhido. Neste capítulo, você descobrirá as ferramentas para a sua otimização nutricional pessoal - desde o planejamento até a implementação bem-sucedida.

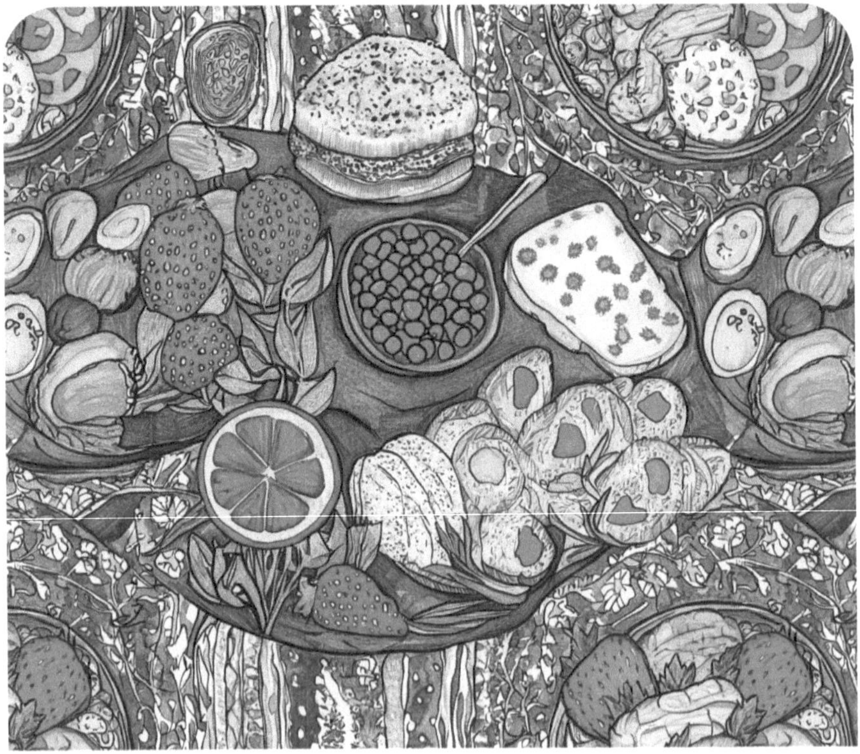

5. 1 Estratégias Nutricionais de Longo Prazo

Estratégias nutricionais de longo prazo são essenciais para o sucesso sustentável em doenças autoimunes. Necessidades individuais, preferências e o estilo de vida influenciam significativamente a oferta ideal de nutrientes. Portanto, uma abordagem generalizada raramente é eficaz. Em vez de dietas de curto prazo, trata-se de uma mudança fundamental nos hábitos alimentares. Essa mudança requer um processo gradual e a consideração de todos os fatores relevantes – desde alergias e intolerâncias até influências culturais. Desafios do dia a dia, como mudanças nas circunstâncias de vida, afetam a alimentação e exigem adaptações flexíveis. Uma estratégia nutricional bem-sucedida e de longo prazo integra prazer e saúde de maneira equilibrada. Continue lendo para descobrir como otimizar sua alimentação e fortalecer sua saúde de forma sustentável.

A otimização nutricional sustentável em doenças autoimunes requer estratégias individualizadas e de longo prazo que considerem, além do fornecimento de nutrientes, o estilo de vida, fatores ambientais e o bem-estar geral.

Mudança alimentar permanente

Uma mudança alimentar permanente é um processo que vai muito além de dietas de curto prazo e busca uma alteração duradoura nos hábitos alimentares. O sucesso baseia-se na integração das necessidades individuais, preferências e do estilo de vida de cada um. Um plano alimentar genérico raramente funciona, pois cada pessoa traz diferentes condições – desde alergias e intolerâncias até gostos pessoais e influências culturais [s99]. Em vez de proibições radicais, que muitas vezes são apenas temporárias, é aconselhável uma abordagem gradual. Quem, por exemplo, deseja reduzir o consumo de açúcar, poderia inicialmente substituir bebidas açucaradas por alternativas sem açúcar e, gradualmente, reduzir o açúcar em outras áreas. Acompanhamento contínuo por uma consultoria nutricional pode apoiar o processo de mudança. Encontros regulares oferecem a oportunidade de analisar progressos, discutir desafios e ajustar o plano alimentar, se necessário [s99]. Mudanças no estilo de vida, como um novo emprego ou alterações nas condições familiares, podem influenciar a alimentação e exigir, eventualmente, uma adaptação da estratégia nutricional. A consultoria também serve como fonte de motivação e ajuda a manter o foco a longo prazo. Uma mudança alimentar bem-sucedida considera a saúde de forma holística. Não se trata apenas de controle de peso ou gerenciamento de uma doença, mas do bem-estar geral. Dormir o suficiente, exercitar-se regularmente e gerenciar o estresse são tão importantes quanto a própria alimentação [s99]. Um plano alimentar equilibrado fornece ao corpo todos os nutrientes necessários para funcionar de forma ideal, fortalecer o sistema imunológico e prevenir doenças. A consideração do ambiente de vida também é crucial para o sucesso de uma mudança alimentar. O acesso a alimentos frescos, hábitos alimentares culturais e a influência onipresente de alimentos processados são fatores que devem ser incluídos no planejamento [s99]. Em áreas com acesso restrito a

produtos frescos, pode ser sensato recorrer a ofertas regionais e sazonais ou integrar conservas e vegetais congelados na dieta. Em última análise, trata-se de encontrar um estilo de alimentação que seja saudável, prazeroso e integrável a longo prazo na rotina diária.

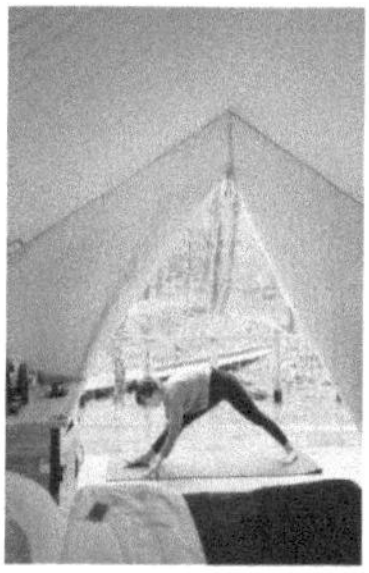

Estilo de vida [i75]

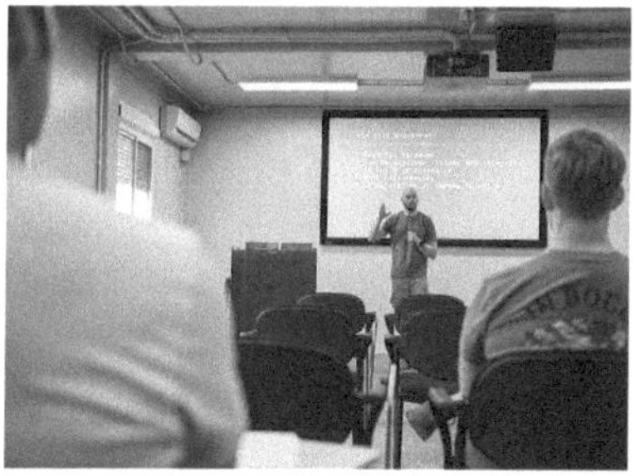

Gestão do stress [i76]

Bom saber

Consultoria Nutricional

Uma consultoria nutricional pode ser adaptada às necessidades de pessoas com doenças autoimunes e apoia a mudança alimentar a longo prazo, por exemplo, através da elaboração de planos alimentares e do acompanhamento na implementação no dia a dia.

Gerenciamento do Estresse

O estresse crônico pode afetar negativamente o sistema imunológico e intensificar reações autoimunes. Portanto, o gerenciamento do estresse, por exemplo, através de técnicas de relaxamento como yoga ou meditação, é uma parte importante de uma estratégia alimentar a longo prazo para doenças autoimunes.

Gravidade dos Sintomas ao Longo do Tempo

Ilustra a progressão típica dos sintomas autoimunes durante as mudanças na dieta.

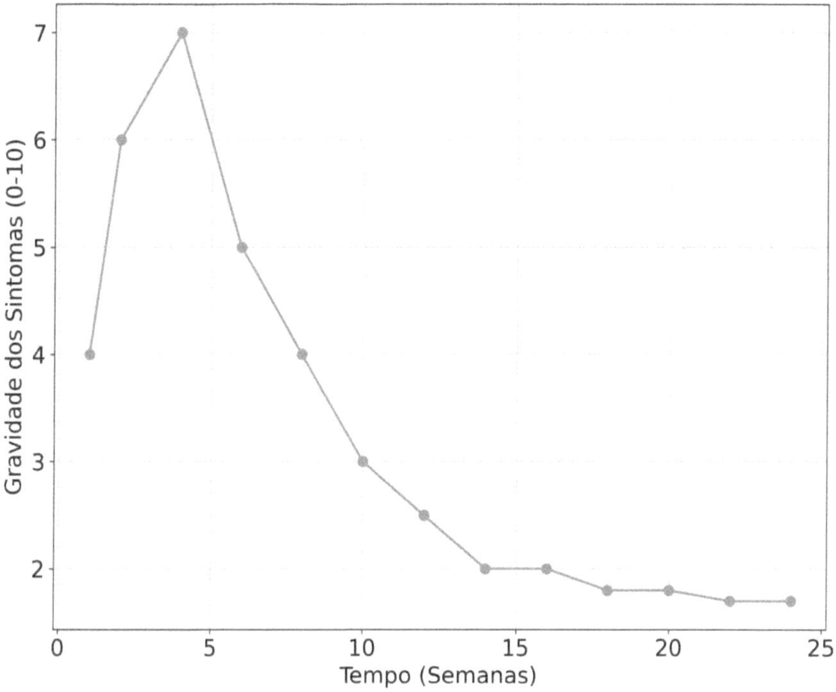

O gráfico mostra um surto inicial de sintomas, seguido por uma diminuição gradual da gravidade à medida que o corpo se adapta à nova dieta. Embora as experiências individuais variem, a tendência geral indica uma melhora a longo prazo com a adesão consistente ao plano alimentar. O platô sugere um nível de controle dos sintomas alcançável por meio de intervenção dietética. Observe que a remissão completa pode nem sempre ser possível, mas muitas vezes se observa uma melhora significativa.

Suprimento nutricional balanceado

Uma ingestão ótima de nutrientes é essencial para o bem-estar geral, especialmente em doenças autoimunes. Ela vai além da mera ingestão calórica e se concentra no fornecimento adequado de macronutrientes e mikronaehrstoffe. Macronutrientes – carboidratos, proteínas e gorduras – fornecem energia e formam os blocos de construção do corpo. Micronutrientes, que incluem vitaminas e minerais, são necessários em pequenas quantidades, mas regulam numerosos processos metabólicos e influenciam o sistema imunológico. Uma ingestão desequilibrada de nutrientes pode causar diversos problemas de saúde, desde fadiga e dificuldade de concentração até um aumento do risco de infecções e agravamento de reações autoimunes [s100]. Em doenças autoimunes bolhosas (AIBDs), por exemplo, uma adaptação direcionada da dieta – como uma alimentação sem glúten, rica em proteínas ou rica em cálcio – pode aliviar os sintomas e reduzir a necessidade de medicamentos [s100]. Uma dieta suave pode garantir a absorção de nutrientes em casos de dificuldades de deglutição [s100]. É crucial identificar intolerâncias individuais e potenciais gatilhos de sintomas da doença e ajustar a dieta de acordo [s100]. Assim, alguém com uma intolerância ao glúten poderia substituir produtos à base de grãos que contêm glúten por alternativas sem glúten, como arroz, quinoa ou painço, enquanto se assegura de uma ingestão adequada de proteínas e fibras para prevenir deficiências. Uma estratégia alimentar de longo prazo deve sempre considerar as necessidades individuais, o estilo de vida e a respectiva doença.

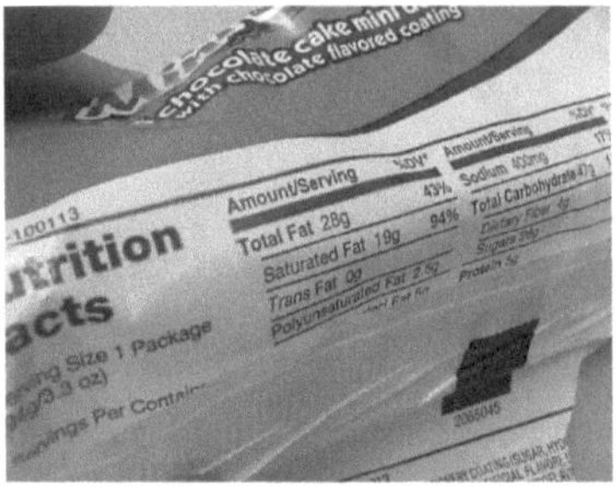

Gorduras [i77]

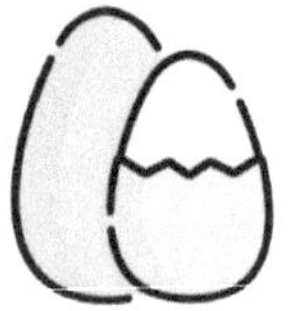

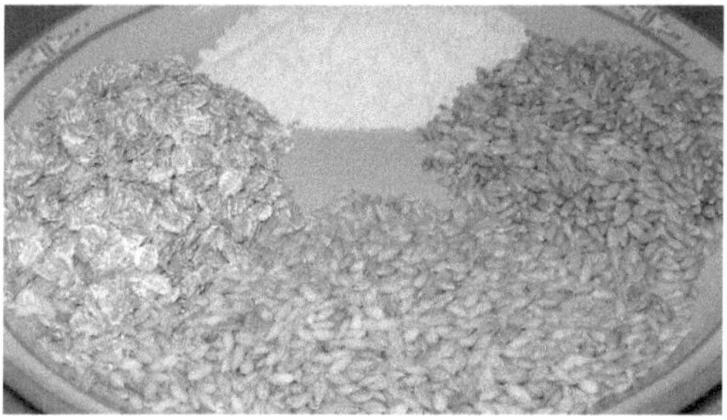

Glúten [i78]

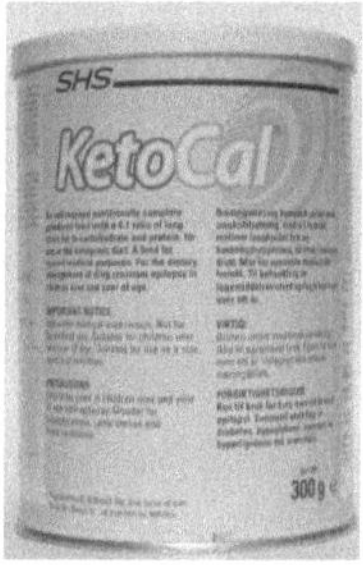

Carboidratos [i79]

Distribuição de Macronutrientes para Saúde Autoimune

Exemplo de proporções de macronutrientes para apoiar a saúde autoimune.

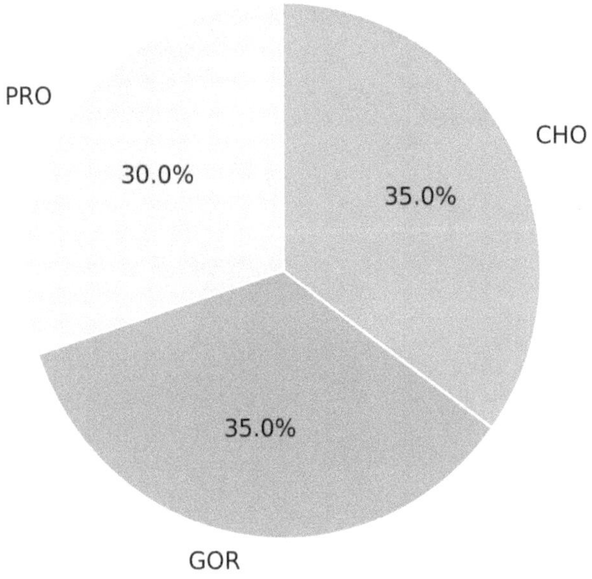

- CHO: Carboidratos Complexos (ex: vegetais, frutas, grãos integrais)
- GOR: Gorduras Saudáveis (ex: abacate, azeite, nozes)
- PRO: Proteína (ex: carnes magras, peixe, leguminosas)

Este gráfico representa uma distribuição de macronutrientes de amostra que pode ser benéfica para indivíduos com doenças autoimunes. A ênfase em alimentos integrais e não processados dentro dessas proporções é crucial. Priorizar a proteína apoia o reparo de tecidos e a função imunológica. Uma ingestão moderada de gorduras saudáveis fornece benefícios anti-inflamatórios e apoia a produção de hormônios. A porção de carboidratos complexos concentra-se em opções ricas em fibras para promover a saúde intestinal, que muitas vezes é comprometida em doenças autoimunes. As necessidades individuais variam e consultar um nutricionista ou profissional de saúde especializado em doenças autoimunes é recomendado para obter orientações personalizadas.

Prevenção de deficiências

Uma adequada ingestão de mikronaehrstoffen é essencial para a saúde e o bem-estar, especialmente no contexto de uma doença autoimune. Para evitar deficiências, é necessária uma consideração individual das necessidades nutricionais. Assim, a dose diária recomendada de selênio varia conforme a idade e o sexo [s101]. O selênio é relevante para diversas funções corporais, desde o metabolismo dos hormônios da tireoide até a proteção contra o estresse oxidativo [s101]. Alimentos ricos em proteínas são considerados boas fontes de selênio [s101]. Além do selênio, outros micronutrientes como iodo, ferro, zinco e as vitaminas A, B, C e D são importantes para uma função tireoidiana ideal [s102]. Uma ingestão inadequada desses nutrientes pode não apenas prejudicar a tireoide, mas também enfraquecer o sistema imunológico e aumentar a suscetibilidade a infecções [s103]. As vitaminas A e C contribuem para a manutenção da barreira epitelial, que atua como a primeira linha de defesa contra patógenos [s103]. A vitamina D também apoia a defesa imunológica, e uma deficiência pode aumentar o risco de infecções respiratórias [s103]. O selênio fortalece a resposta imunológica, e uma deficiência pode aumentar a suscetibilidade a certas infecções virais [s103]. Em caso de uma doença autoimune existente, uma otimização nutricional direcionada, ajustada às necessidades individuais e à respectiva condição, pode ajudar a promover a saúde e prevenir deficiências.

Assim como na adaptação da dieta a uma intolerância ao glúten, onde produtos que contêm glúten são substituídos por alternativas, uma seleção direcionada de alimentos ou, se necessário, a suplementação sob supervisão médica pode ser necessária para garantir uma ingestão ideal. O monitoramento do status de selênio pode ser realizado através da análise de valores sanguíneos, bem como amostras de cabelo e unhas [s101]. Isso permite uma avaliação precisa da ingestão de selênio e ajuda a identificar e corrigir deficiências precocemente [s101].

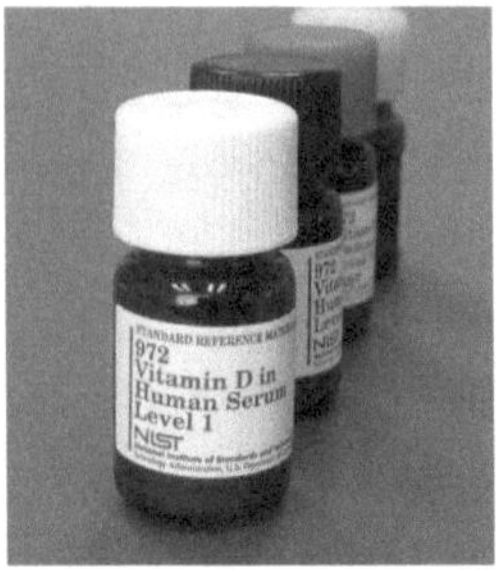

Vitamina D [i80]

Deficiências Nutricionais Comuns em Pacientes Autoimunes

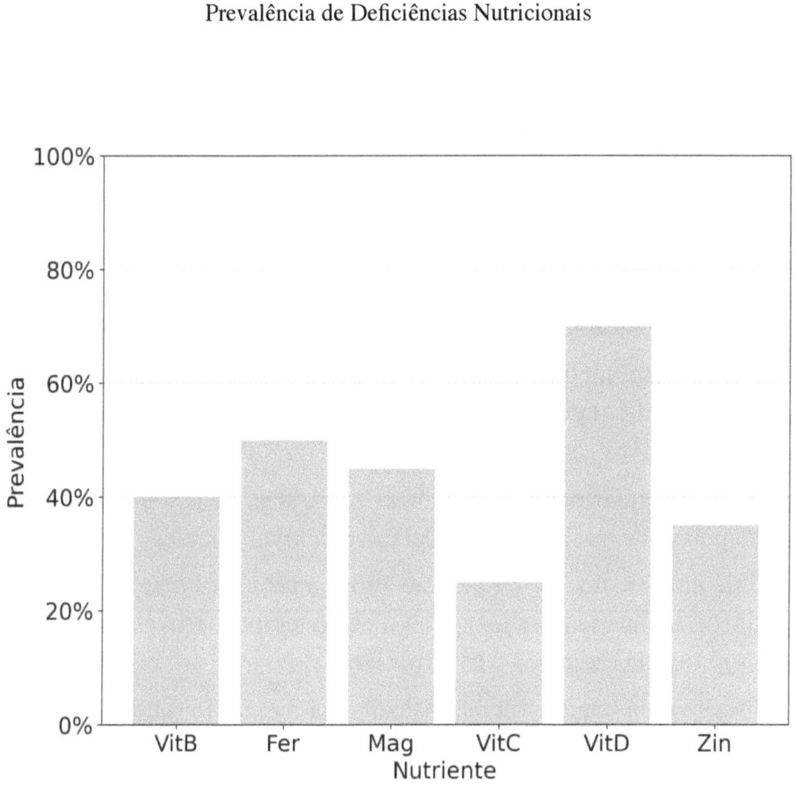

Fer: Ferro

VitB: Vitamina B12

VitD: Vitamina D

Mag: Magnésio

VitC: Vitamina C

Zin: Zinco

Este gráfico destaca a prevalência de várias deficiências nutricionais importantes frequentemente observadas em indivíduos com doenças autoimunes. A deficiência de vitamina D é a mais comum, seguida pelas deficiências de ferro, magnésio e vitamina B12. Essas deficiências podem contribuir para fadiga, imunidade enfraquecida e outros sintomas. Abordar essas deficiências por meio de suplementação adequada e mudanças na dieta pode melhorar significativamente o bem-estar do paciente e apoiar a saúde geral.

Conselhos concretos

- Conecte a preparação das suas refeições a um ritual fixo, como ouvir sua música favorita, para criar uma associação positiva.
- Elabore seu plano semanal de refeições seguindo o princípio do arco-íris e escolha alimentos de diferentes cores para garantir a diversidade de nutrientes.
- Invente uma receita própria para cada alimento que você integrar ao seu plano alimentar, a fim de aumentar a motivação.
- Pendure imagens inspiradoras de pratos saudáveis em sua cozinha para se lembrar diariamente de seus objetivos nutricionais.
- Participe de um curso de culinária especializado em cozinha sustentável e regional para aprender novas formas de preparo e alimentos.
- Troque regularmente experiências sobre seus sucessos alimentares com amigos ou familiares e deixe-se motivar por eles.
- Crie uma mistura de especiarias própria para seus pratos favoritos, a fim de intensificar o sabor e, ao mesmo tempo, aproveitar as propriedades benéficas das especiarias.
- Desenvolva um mantra pessoal sobre alimentação saudável que o apoie em situações desafiadoras.
- Defina um dia fixo na semana em que você se dedica conscientemente ao planejamento e à preparação de suas refeições.
- Recompense-se por metas intermediárias alcançadas com uma experiência que lhe faça bem, como uma visita à sauna ou a um concerto.

5. 2 Gerenciamento do Estresse por Meio da Nutrição

O estresse crônico sobrecarrega o corpo e influencia negativamente a saúde intestinal, o que, por sua vez, pode agravar doenças autoimunes. Uma estratégia nutricional direcionada pode ser decisiva para a redução do estresse e a melhoria do bem-estar. Nesse contexto, tanto a flora intestinal quanto o nível de açúcar no sangue e a função das glândulas adrenais desempenham um papel importante. Alimentos anti-inflamatórios, ricos em fibras e antioxidantes formam a base para uma gestão sustentável do estresse por meio da alimentação. A escolha e combinação adequadas de nutrientes podem aliviar os sintomas de estresse e fortalecer a resistência do corpo. Descubra a seguir como você pode gerenciar o estresse de forma eficaz por meio de uma alimentação otimizada e influenciar positivamente sua saúde.

Gerenciamento do estresse por meio da alimentação significa apoiar a saúde intestinal, os níveis de açúcar no sangue e a função das glândulas adrenais com uma dieta anti-inflamatória, rica em fibras e nutrientes, enquanto se reduz fatores de estresse como açúcar refinado, cafeína e álcool.

Alimentos calmantes

Alimentos calmantes podem aliviar os sintomas de estresse dentro de uma dieta autoimune e aumentar o bem-estar geral. O estresse crônico afeta negativamente a flora intestinal, o que, por sua vez, pode intensificar hábitos alimentares não saudáveis [s104]. Uma dieta rica em fibras e baseada em plantas contrabalança isso, promovendo uma flora intestinal diversificada e saudável. Este padrão alimentar tem um efeito anti-inflamatório e pode, assim, reduzir o risco de depressão [s104]. Efeitos positivos semelhantes são atribuídos à dieta mediterrânea, que é rica em fibras e ácidos graxos insaturados [s104]. Uma flora intestinal desequilibrada (Dysbiose) pode levar a comportamentos alimentares perturbados e sobrecarregar ainda mais a saúde [s104]. probiotika, como os encontrados em suplementos alimentares, podem reduzir reações de estresse e sintomas depressivos, influenciando positivamente a flora intestinal [s104]. Além da saúde intestinal, antioxidantien também desempenham um papel importante. Eles controlam o estresse oxidativo e têm propriedades anti-inflamatórias [s105]. omegafettsaeuren, encontrados em peixes gordurosos, também apoiam a saúde intestinal e têm efeito anti-inflamatório [s105] [s106]. Especiarias como gengibre e cúrcuma possuem propriedades antioxidantes e anti-inflamatórias, podendo regular inflamações [s105]. A ingestão adequada de vitaminas (A, C, D e E) e minerais (magnésio e zinco) potencializa esses efeitos e promove a saúde geral [s105]. Uma dieta que atua de forma anti-inflamatória e inclui alimentos prebióticos e probióticos reduz reações inflamatórias no corpo e melhora a qualidade de vida [s105]. Alimentos fermentados, como os recomendados na dieta autoimune, fornecem probióticos valiosos [s107]. Além dos próprios alimentos, o gerenciamento do estresse, sono adequado e exercício regular são fatores importantes que, em combinação com a dieta, melhoram os sintomas de doenças inflamatórias [s107]. A exclusão intencional de alimentos que promovem a inflamação em uma fase de eliminação pode reduzir sintomas e inflamações visíveis endoscopicamente em doenças inflamatórias [s107]. Alimentos anti-inflamatórios, como peixes gordurosos e azeite de oliva, contribuem para a redução do estresse [s106]. Uma dieta equilibrada, rica em frutas, vegetais, grãos integrais e gorduras saudáveis, tem um efeito calmante sobre o corpo [s106]. O consumo de açúcar e ácidos graxos saturados deve ser restringido, pois podem promover inflamações e intensificar o estresse [s106]. Uma dieta rica em frutas, vegetais, nozes, ervas, especiarias e leguminosas fornece ácidos graxos ômega-3, polyphenole, vitaminas e minerais que criam um ambiente cerebral positivo [s108]. Em contraste, uma dieta que promove inflamações, rica em alimentos processados, gorduras saturadas e carboidratos refinados, leva a marcadores inflamatórios elevados e aumenta o risco de doenças neurológicas [s108].

Bom saber

Dysbiose

Um desequilíbrio da flora intestinal que pode surgir de uma dieta não equilibrada ou estresse e contribuir para vários problemas de saúde, incluindo distúrbios digestivos, inflamações e comprometimento do sistema imunológico.

Fase de eliminação

Uma fase na terapia nutricional em que certos alimentos são temporariamente removidos da dieta para observar seus efeitos no corpo. Isso pode ajudar a identificar fatores desencadeantes de inflamações e estresse.

Impacto dos Alimentos Calmantes

Eficácia dos alimentos calmantes nos níveis de estresse.

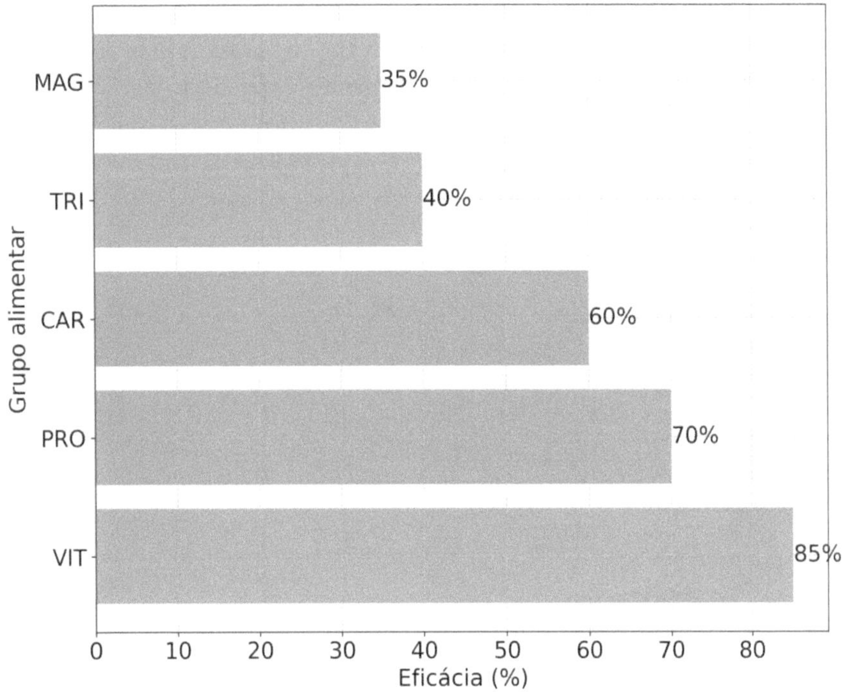

CAR: Carboidratos Complexos

PRO: Probióticos

VIT: Vitamina C

MAG: Rico em Magnésio

TRI: Triptofano

Alimentos ricos em magnésio demonstram o maior potencial para redução do estresse, seguidos por alimentos que contêm triptofano e carboidratos complexos. Probióticos e alimentos ricos em vitamina C também contribuem, mas em menor grau. Isso sugere a priorização de fontes de magnésio e triptofano em uma dieta para o manejo do estresse.

Estabilização do blutzuckerspiegel

Um nível estável de açúcar no sangue é essencial para o bem-estar geral e o gerenciamento do estresse. Flutuações, especialmente aumentos acentuados após refeições ricas em açúcar e carboidratos, levam a uma rápida queda do açúcar no sangue, o que pode desencadear desejos, fadiga e dificuldades de concentração. [s109] Esses sintomas aumentam o estresse e podem levar a decisões alimentares desfavoráveis. A longo prazo, um nível de açúcar no sangue descontrolado aumenta o risco de diabetes tipo 2. [s109] Para contrabalançar isso, recomenda-se uma mudança na dieta com foco em alimentos ricos em fibras, carboidratos complexos e gorduras saudáveis. Grãos integrais, leguminosas, vegetais e frutas fornecem energia ao corpo por um período mais longo, evitando assim flutuações acentuadas no açúcar no sangue. Um café da manhã com aveia, nozes e frutas vermelhas, por exemplo, fornece energia sustentável e previne desejos pela manhã. Ao mesmo tempo, uma dieta assim apoia a saúde intestinal, que está intimamente ligada ao nível de estresse e ao sistema imunológico. Ao escolher os alimentos certos e combinar nutrientes de forma consciente, é possível regular efetivamente o nível de açúcar no sangue e contribuir para mais equilíbrio e bem-estar. [s109] Além da mudança na dieta, a atividade física regular é importante, pois melhora a insulin das células, otimizando assim o controle do açúcar no sangue.

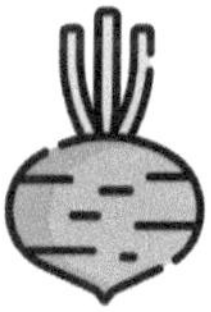

Bom saber

Fibras

As fibras são componentes alimentares não digeríveis que regulam a digestão e estabilizam o nível de açúcar no sangue. Elas promovem o crescimento de bactérias intestinais benéficas, que desempenham um papel importante na regulação imunológica e na redução da inflamação. No contexto de doenças autoimunes, uma dieta rica em fibras pode ajudar a melhorar a saúde intestinal e reduzir inflamações.

Carboidratos Complexos

Carboidratos complexos fornecem energia duradoura ao corpo e ajudam a estabilizar o nível de açúcar no sangue. Ao contrário dos carboidratos simples, eles não causam flutuações acentuadas no açúcar no sangue, que podem promover inflamações. Em doenças autoimunes, carboidratos complexos de grãos integrais, leguminosas e vegetais são uma fonte importante de energia.

Resposta do Açúcar no Sangue ao Estresse e à Dieta

Impacto do estresse e das intervenções dietéticas nos níveis de açúcar no sangue.

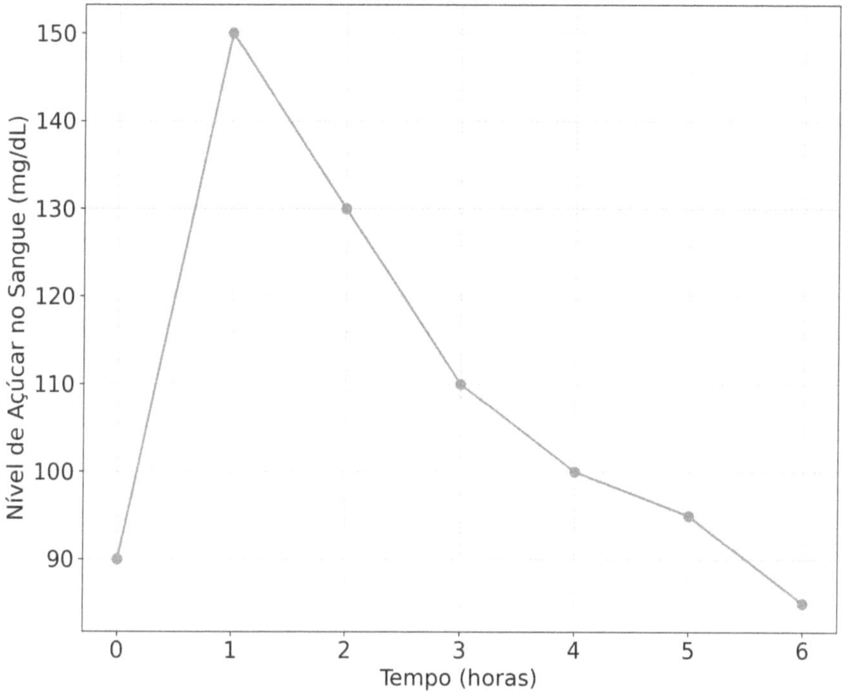

Este gráfico demonstra como o estresse não controlado pode levar a níveis elevados de açúcar no sangue, representados pelo pico inicial. As intervenções dietéticas, com foco em refeições balanceadas e alimentos que reduzem o estresse, podem contribuir para a estabilização do açúcar no sangue e prevenir flutuações drásticas. O declínio gradual após o pico sugere um melhor controle do açúcar no sangue por meio de hábitos alimentares saudáveis consistentes e técnicas de gerenciamento do estresse.

Apoio das Glândulas Adrenais

As glândulas adrenais desempenham um papel crucial no manejo do estresse, liberando hormônios como Cortisol e Adrenalina. Um estresse crônico pode prejudicar a função adrenal, levando à exaustão, distúrbios do sono e mudanças de humor. [s110] Uma dieta direcionada pode ajudar a apoiar a função adrenal e aumentar a resistência ao estresse. antioxidantien, como a vitamina C, E e polyphenole, protegem as células adrenais do estresse oxidativo, que pode ser causado pela produção hormonal. [s110] O zinco não apenas participa da síntese de hormônios adrenais, mas também atua como um antioxidante. Um mingau integral com frutas vermelhas e nozes, por exemplo, fornece zinco, vitamina C e E, podendo assim apoiar a função adrenal. Além da ingestão de micronutrientes, é aconselhável reduzir o consumo de açúcar refinado, cafeína e álcool, pois essas substâncias podem sobrecarregar ainda mais as glândulas adrenais. Uma dieta equilibrada, rica em frutas frescas, vegetais, grãos integrais e proteínas magras, oferece a base para glândulas adrenais saudáveis e uma melhor resistência ao estresse.

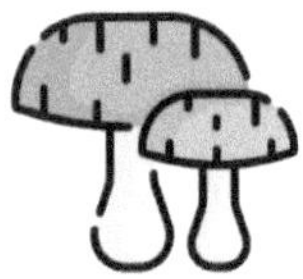

Bom saber

Adrenalina

A adrenalina, também conhecida como epinefrina, é produzida nas glândulas adrenais e é um hormônio importante para a resposta ao estresse do corpo. Ela aumenta a frequência cardíaca, a pressão arterial e os níveis de açúcar no sangue, preparando o corpo para uma reação de 'luta ou fuga'. Em doenças autoimunes, uma liberação excessiva de adrenalina pode intensificar as reações inflamatórias. Uma dieta rica em nutrientes que apoiam a função adrenal pode ajudar a regular a produção de adrenalina e reduzir o estresse.

Cortisol

O cortisol é um hormônio importante produzido pelas glândulas adrenais. Ele desempenha um papel fundamental na resposta ao estresse do corpo, influencia os níveis de açúcar no sangue e possui propriedades anti-inflamatórias. Um estresse crônico pode levar a níveis elevados de cortisol, o que pode ter efeitos negativos sobre o sistema imunológico e o metabolismo. No contexto de uma dieta para doenças autoimunes, é importante regular os níveis de cortisol por meio de uma alimentação equilibrada e técnicas de manejo do estresse.

Glândulas Adrenais

As glândulas adrenais são pequenas, mas importantes glândulas que produzem hormônios que regulam o metabolismo, a pressão arterial e a resposta ao estresse. Em doenças autoimunes, uma função adrenal comprometida pode levar a sintomas exacerbados. Uma dieta rica em nutrientes que apoiam a função adrenal pode ajudar a lidar com o estresse e melhorar o bem-estar geral.

Suporte Adrenal Através da Nutrição

Impacto de diferentes alimentos na função adrenal, categorizados por duração e intensidade do efeito.

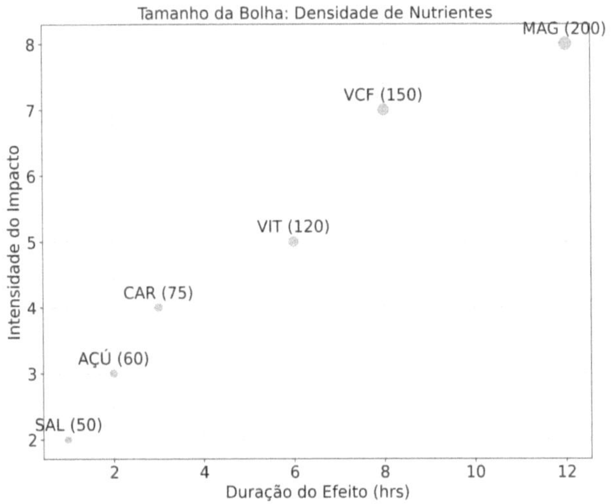

Blasengröße: Densidade de Nutrientes

AÇÚ: Alimentos Açucarados (Curto prazo) CAR: Carboidratos Complexos (Moderado)

MAG: Alimentos Ricos em Magnésio (Longo prazo) SAL: Lanches Salgados (Solução rápida)

VCF: Alimentos com Vitamina C (Longo prazo) VIT: Vitaminas B (Longo prazo)

Alimentos ricos em vitamina C e magnésio mostram um forte impacto positivo na função adrenal, especialmente a longo prazo. Enquanto soluções rápidas como lanches salgados oferecem alívio imediato, mas de curta duração, elas têm um impacto geral menor. Priorizar alimentos ricos em nutrientes em vez de soluções rápidas é crucial para a saúde adrenal sustentada. Equilibrar analgésicos de ação rápida com estratégias de suporte a longo prazo é ideal para o bem-estar geral.

Conselhos concretos

- Inclua pequenas pausas em sua rotina diária, nas quais você possa saborear conscientemente algumas nozes ou amêndoas e se concentrar em seu sabor.
- Beba uma xícara de chá de ervas sem açúcar, como melissa ou camomila, antes de situações estressantes para acalmar seu sistema nervoso.
- Enriqueça seu mingau matinal com uma pitada de canela e um pouco de cacau em pó para aproveitar o efeito elevador de humor dessas especiarias.
- Integre aveia em sua dieta, por exemplo, como base para um café da manhã quente ou como ingrediente em pratos salgados.
- Prepare uma bebida relaxante à noite com leite morno e mel para ajudar a adormecer e reduzir o estresse.
- Experimente diferentes tipos de pão integral e descubra seus favoritos pessoais para uma sensação de saciedade duradoura.
- Use ervas frescas como manjericão, salsa ou cebolinha ao cozinhar, para adicionar mais sabor aos seus pratos, além de vitaminas e minerais adicionais.
- Crie sua própria mistura de chá com ervas calmantes como lavanda, valeriana e lúpulo e desfrute dela à noite.
- Lanche palitos de vegetais com um patê de ervas caseiro para evitar ataques de fome e, ao mesmo tempo, consumir nutrientes valiosos.
- Substitua doces convencionais por bolinhas de energia caseiras feitas de nozes, frutas secas e especiarias.

5. 3 Controle de Sucesso

O controle de sucesso na otimização nutricional autoimune requer uma observação e documentação contínuas de sintomas, valores laboratoriais e qualidade de vida. O tempo de reação individual do corpo às mudanças na dieta varia consideravelmente e influencia tanto a velocidade quanto a magnitude da melhoria dos sintomas. Dados objetivos por meio de parâmetros laboratoriais complementam a percepção subjetiva e possibilitam uma avaliação fundamentada do progresso terapêutico. Esta seção fornece o conhecimento necessário e as ferramentas práticas para gerenciar sua estratégia nutricional de forma eficaz e melhorar sua saúde de maneira sustentável.

A otimização nutricional sustentável bem-sucedida em doenças autoimunes requer uma abordagem holística que considere tanto a percepção subjetiva dos sintomas quanto dados objetivos de exames laboratoriais e investigações médicas, integrando-os em um processo contínuo de ajuste da estratégia nutricional.

Observação da Melhora dos Sintomas

A observação da melhora dos sintomas em uma mudança alimentar no contexto de doenças autoimunes é um processo contínuo que requer a documentação cuidadosa e a avaliação das mudanças [s111]. Não se trata apenas de saber se as queixas diminuem, mas também de quão rapidamente e em que grau isso ocorre. Enquanto alguns sintomas, incluindo psiquiátricos, como a labilidade emocional, podem melhorar rapidamente [s112], outros, como queixas neurológicas, podem apresentar um tempo de recuperação mais lento, dependendo da duração dos sintomas anteriores [s112]. Documente seus sintomas em um diário, anotando, entre outras coisas, a intensidade e a frequência. Assim, você cria uma base para avaliar a eficácia da sua mudança alimentar. Essa documentação permite que você e, se necessário, seu médico ou terapeuta analisem o progresso do tratamento e ajustem a estratégia alimentar [s111]. A medicação também deve ser documentada e, em consulta com o médico responsável, ajustada se necessário [s113]. Além da redução dos sintomas, valores laboratoriais, como a normalização das células vermelhas do sangue após algumas semanas de uma terapia de vitaminas [s112], podem fornecer indicações valiosas sobre o sucesso do tratamento. Observe que uma mudança alimentar que visa a redução de reações autoimunes é orientada a longo prazo e a observação contínua da melhora dos sintomas é essencial para o sucesso. Além da

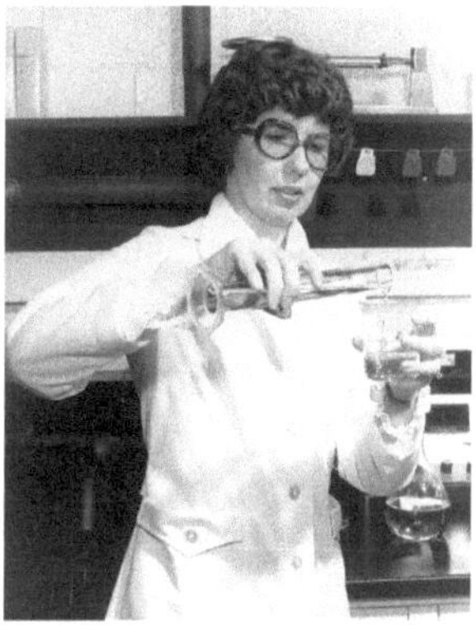

Parâmetros laboratoriais [i81]

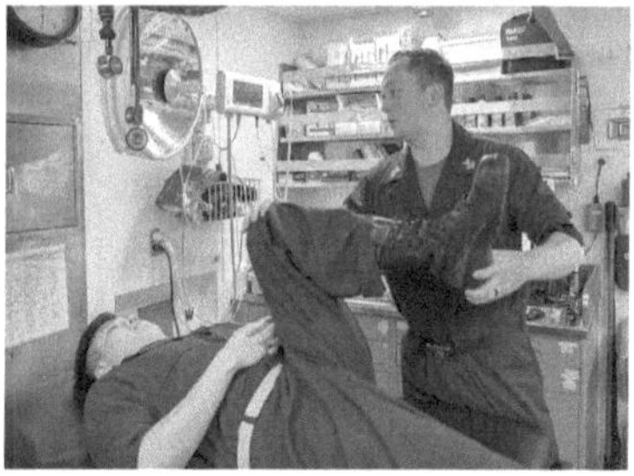

Exames médicos [i82]

percepção subjetiva dos sintomas, a coleta objetiva por meio de parâmetros laboratoriais e exames médicos também é relevante. [s113] A melhora da qualidade de vida por meio da mudança alimentar é um objetivo importante [s113], e a observação da melhora dos sintomas ajuda a medir esse progresso.

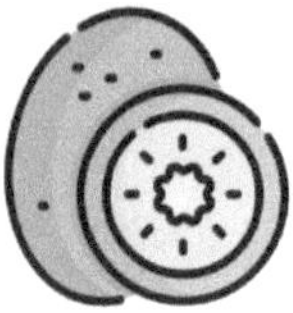

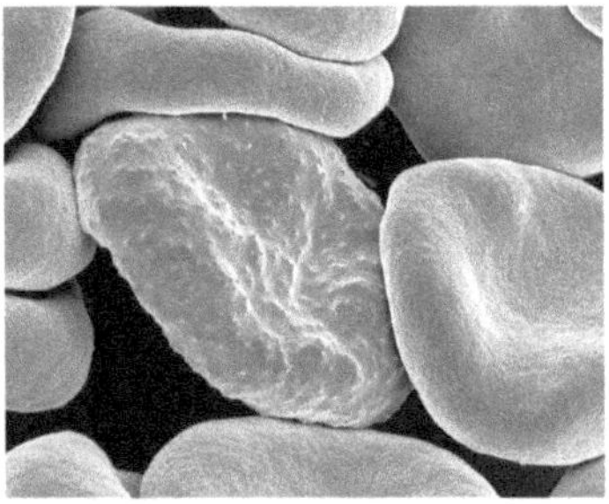

Glóbulos vermelhos [i83]

Exames Médicos

Exames médicos, como exames físicos ou procedimentos de imagem, podem ser utilizados no controle de sucesso para avaliar a condição do paciente e documentar o progresso da terapia.

Sintomas Psiquiátricos

Os sintomas psiquiátricos que podem ser influenciados por uma doença autoimune e pela mudança alimentar incluem, por exemplo, ansiedade, depressão ou dificuldades de concentração. Seu curso deve ser observado no controle de sucesso.

Reações Autoimunes

Reações autoimunes são reações mal direcionadas do sistema imunológico que atacam o tecido do corpo. A mudança alimentar visa reduzir essas reações. O controle de sucesso inclui a observação de marcadores inflamatórios e outros parâmetros laboratoriais relevantes.

Terapia de Vitaminas

Uma terapia de vitaminas pode ser necessária em casos de deficiências nutricionais causadas por uma doença autoimune ou seu tratamento. O controle de sucesso inclui a verificação dos níveis de vitaminas no sangue e a observação da melhora dos sintomas associados.

Melhora dos Sintomas ao Longo do Tempo

Ilustra a redução típica dos sintomas com mudanças na dieta.

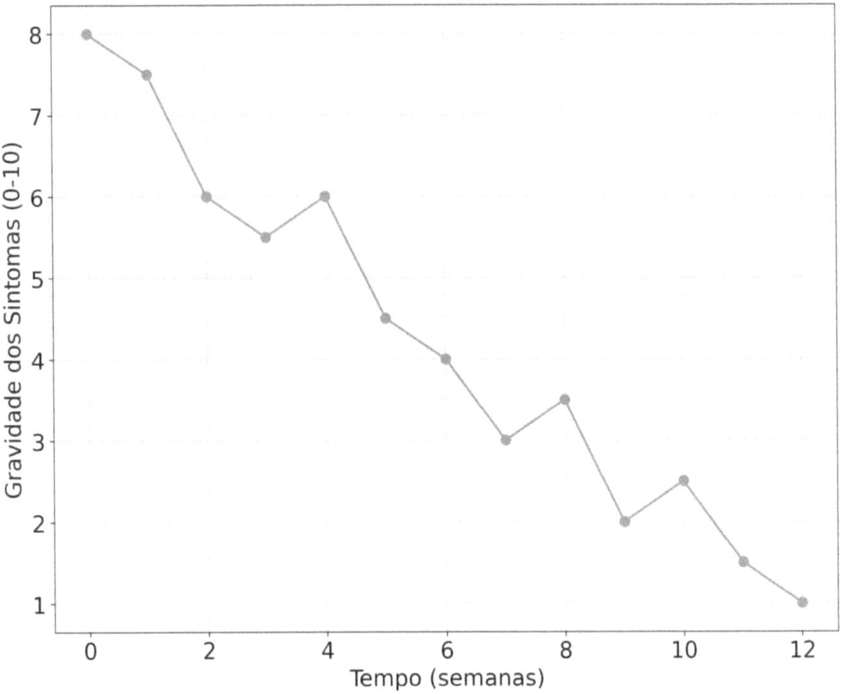

O gráfico mostra uma tendência geral de queda na gravidade dos sintomas ao longo do tempo, indicando uma resposta positiva às intervenções dietéticas implementadas. Embora haja pequenas flutuações, a trajetória geral sugere uma melhora sustentada e destaca os benefícios potenciais da modificação da dieta no tratamento de doenças autoimunes. Espera-se que a adesão contínua à dieta prescrita reduza ainda mais os sintomas e melhore o bem-estar geral.

Otimização dos valores laboratoriais

Os valores laboratoriais fornecem dados objetivos que tornam mensurável o sucesso de uma terapia nutricional em doenças autoimunes. A seleção dos parâmetros relevantes depende da doença individual e dos sintomas. Marcadores inflamatórios como a PCR (proteína C-reativa) ou a velocidade de sedimentação podem indicar o grau de inflamação no corpo. Assim, por meio de controles regulares dos valores de PCR, é possível verificar a eficácia de estratégias nutricionais anti-inflamatórias. Anticorpos específicos que atacam o tecido do próprio corpo também podem ser monitorados ao longo da terapia para observar a evolução da doença. Em casos de deficiências nutricionais, que muitas vezes acompanham doenças autoimunes, medições de vitaminas e minerais como vitamina D, B12, ferro ou zinco são úteis. A interpretação dos valores laboratoriais deve sempre ser feita no contexto da situação individual e em consulta com um médico ou terapeuta. A determinação exata do valor de hemoglobina, por exemplo, deve ser realizada idealmente através da análise de sangue venoso utilizando analisadores automatizados de hematologia, levando em consideração rigorosos controles de qualidade em todas as fases da análise [s114]. A correta interpretação e as adaptações resultantes da estratégia nutricional são decisivas para o sucesso da terapia. Além dos valores laboratoriais quantitativos, a percepção subjetiva do paciente também é importante. Uma abordagem holística que considere os valores laboratoriais e a melhoria dos sintomas forma a base para uma terapia bem-sucedida.

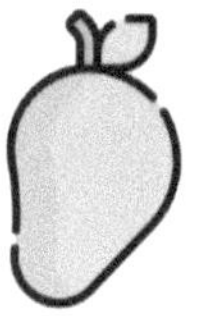

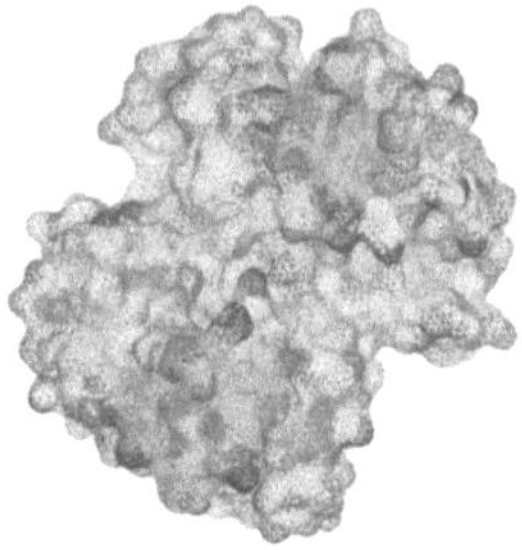

Hemoglobina [i84]

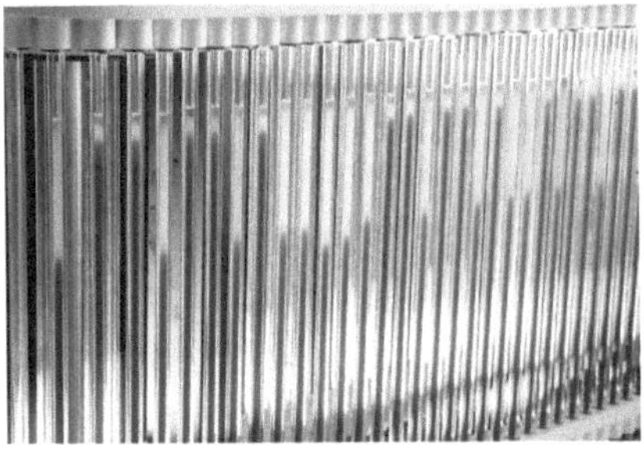

Velocidade de hemossedimentação (VHS) [i85]

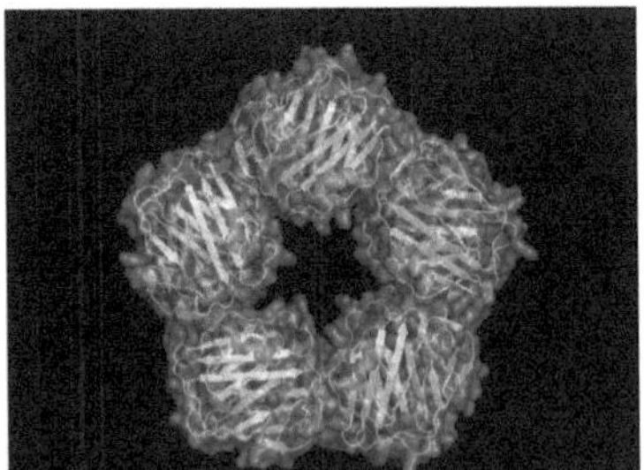

Proteína C-reativa (PCR) [i86]

Venoso

Refere-se ao sangue venoso, que flui de volta ao coração com baixo teor de oxigênio a partir dos tecidos corporais. O sangue venoso é frequentemente utilizado para exames laboratoriais.

Hemoglobina

O pigmento vermelho do sangue responsável pelo transporte de oxigênio. O valor de hemoglobina fornece informações sobre a quantidade de células vermelhas do sangue e pode ajudar na avaliação de anemia e outras doenças.

Velocidade de sedimentação

A velocidade com que as células vermelhas do sangue se depositam em uma amostra de sangue. Um valor elevado pode indicar inflamações no corpo e é monitorado no contexto do controle de sucesso de uma terapia nutricional em doenças autoimunes.

Otimização do Valor Laboratorial de Exemplo em Nutrição Autoimune

Impacto das mudanças na dieta em marcadores principais

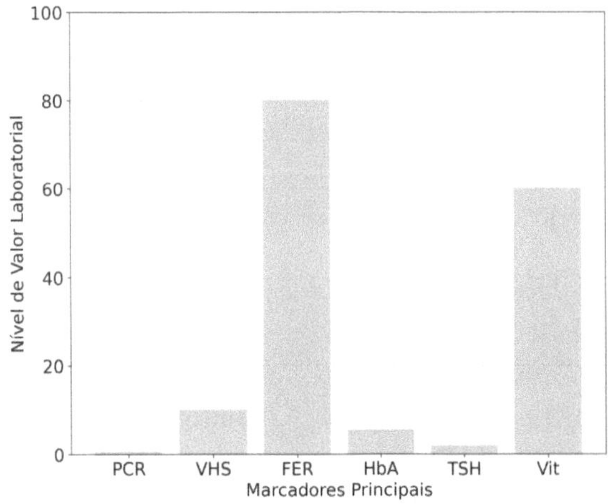

FER: Ferritina (ng/mL)

PCR: Proteína C-Reativa (mg/L)

VHS: Taxa de Sedimentação de Eritrócitos (mm/h)

HbA: Hemoglobina A1c (%)

TSH: Hormônio Estimulante da Tireoide (μUI/mL)

Vit: Vitamina D (ng/mL)

Este gráfico ilustra melhorias significativas em vários marcadores laboratoriais principais após intervenções dietéticas. PCR e VHS mostram reduções substanciais, indicando uma diminuição na inflamação. Os níveis de vitamina D aumentaram para a faixa ideal, sugerindo melhor absorção e/ou eficácia da suplementação. Embora a Ferritina permaneça dentro de uma faixa saudável, o ligeiro aumento observado pode indicar uma capacidade aprimorada de armazenamento de ferro. No geral, essas mudanças refletem uma resposta positiva às estratégias dietéticas implementadas para controlar a autoimunidade.

Adaptação da Dieta

A adaptação da dieta em doenças autoimunes requer uma abordagem individual e flexível. Não se trata de planos alimentares rígidos, mas sim da integração gradual de novos padrões alimentares no cotidiano. A base é uma alimentação equilibrada com uma ampla gama de nutrientes de diferentes grupos alimentares [s115]. O foco pode estar em alimentos integrais, como vegetais, frutas, leguminosas e nozes, que são ricos em vitaminas, minerais e antioxidantien. Paralelamente, é aconselhável reduzir alimentos processados, açúcar e gorduras não saudáveis. A adaptação deve se orientar às necessidades e objetivos individuais, como a redução de inflamações ou a melhoria da saúde intestinal [s116]. O conhecimento sobre as interações entre alimentação e doenças autoimunes é crucial para o sucesso. Quanto mais informados os pacientes estiverem sobre os impactos de suas escolhas alimentares, mais capazes serão de mudar seus hábitos alimentares de forma sustentável e adaptá-los às suas necessidades individuais [s116]. Um acompanhamento nutricional pode oferecer suporte valioso e ajudar a considerar aspectos culturais e sociais na transição [s116]. A documentação da alimentação e das reações físicas associadas também é útil para reconhecer padrões e otimizar ainda mais a dieta. Por exemplo, pode-se determinar se certos alimentos provocam intolerancias ou reações inflamatórias. Essas informações formam a base para ajustes adicionais e o desenvolvimento de uma estratégia alimentar individual. O monitoramento regular dos progressos, tanto por meio da auto-observação quanto por valores laboratoriais e exames médicos, assegura o sucesso a longo prazo da mudança alimentar. É importante não ver a alimentação como a única medida terapêutica, mas integrá-la em um conceito de tratamento holístico que também considere outros aspectos da saúde, como gerenciamento de estresse, atividade física e sono adequado. A adaptação da dieta é um processo dinâmico que requer observação contínua, reflexão e ajustes. Por meio da combinação de conhecimento, auto-observação e apoio profissional, os afetados

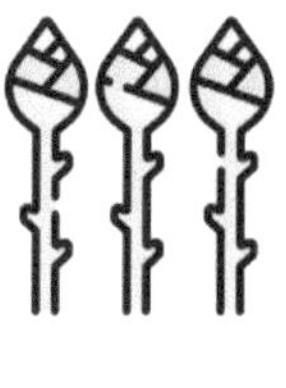

podem alinhar sua alimentação de forma ideal às suas necessidades individuais e, assim, contribuir para a melhoria do seu bem-estar. Uma abordagem estruturada que inclua a documentação da alimentação, sintomas e valores laboratoriais permite avaliar objetivamente o sucesso da mudança alimentar e, se necessário, fazer ajustes. A colaboração com médicos, terapeutas e nutricionistas é essencial para garantir uma terapia segura e eficaz.

Áreas de Ajuste Dietético

Distribuição das áreas de foco de ajuste dietético na nutrição autoimune.

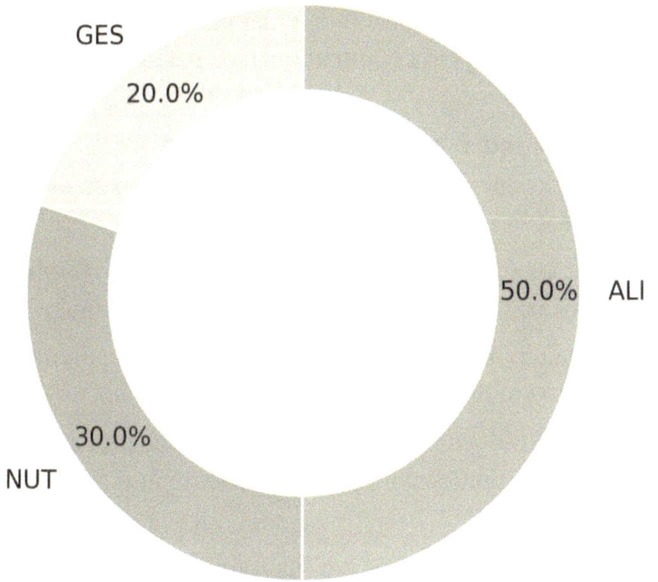

- ALI: Alimentos Inflamatórios (Eliminar)
- GES: Gerenciamento do Estresse (Dietético)
- NUT: Nutrientes (Otimização)

A visualização destaca a ênfase relativa colocada em diferentes ajustes dietéticos para o manejo de condições autoimunes. A eliminação de alimentos inflamatórios recebe a maior atenção, indicando sua importância como um elemento fundamental. Embora a otimização específica de nutrientes e o gerenciamento do estresse por meio da dieta sejam cruciais, eles desempenham um papel de apoio à estratégia principal de redução da inflamação. Isso enfatiza uma abordagem holística onde ajustes nutricionais direcionados e práticas alimentares conscientes trabalham em conjunto com a remoção de alimentos desencadeantes para alcançar resultados ideais.

Conselhos concretos

- Vincule o controle de sucesso da sua otimização nutricional a um âncora visual, como uma foto sua em sua peça de roupa favorita, que em breve deve servir novamente.
- Crie um sistema de pontos individual para sua mudança alimentar, onde você recompensa comportamentos positivos e, assim, aumenta sua motivação.
- Aproveite o poder da música: crie uma playlist com músicas motivadoras que você pode ouvir durante o preparo das refeições ou enquanto se exercita.
- Combine encontros regulares com uma amiga ou membro da família para compartilhar seus sucessos alimentares e se apoiar mutuamente.
- Mantenha um diário de gratidão, onde você anota diariamente pelo que é grato em relação à sua alimentação e saúde.
- Desenvolva um símbolo pessoal para sua mudança alimentar e coloque-o em um local visível para se lembrar diariamente de seus objetivos.
- Integre meditação ou yoga em sua rotina diária para reduzir o estresse e promover a atenção em relação à sua alimentação.
- Visualize seu progresso por meio de um gráfico desenhado por você, onde você registra, por exemplo, seus resultados laboratoriais ou mudanças nos sintomas.
- Crie uma lista de características positivas que você deseja fortalecer com sua mudança alimentar, como energia, equilíbrio ou concentração.

Revisão - 5. Otimização Nutricional Sustentável

A otimização nutricional sustentável em doenças autoimunes é um processo individual que vai muito além de dietas de curto prazo. Trata-se de mudar seus hábitos alimentares a longo prazo de forma a aumentar seu bem-estar e influenciar positivamente sua condição. A chave para o sucesso está em colocar suas necessidades pessoais, preferências e estilo de vida no centro. Comece com pequenos passos realistas, em vez de fazer mudanças radicais que você pode não conseguir manter a longo prazo. Por exemplo, se você deseja reduzir o consumo de açúcar, pode começar substituindo bebidas açucaradas por alternativas sem açúcar e, gradualmente, reduzindo o açúcar em outras áreas. Incorpore aos poucos mais alimentos integrais e ricos em nutrientes, como vegetais, frutas, leguminosas e nozes, em sua dieta. Preste atenção a uma ingestão adequada de macronutrientes e micronutrientes para evitar deficiências. É especialmente importante identificar potenciais gatilhos de sintomas da doença e evitá-los de forma direcionada. Um diário alimentar pode ajudá-lo a reconhecer as relações entre sua dieta e seu bem-estar.

Acompanhamento por um nutricionista qualificado pode facilitar significativamente o processo de transição. Um nutricionista pode ajudá-lo a criar um plano alimentar individualizado, adaptado às suas necessidades específicas e à sua condição. Ele também pode apoiá-lo na implementação no dia a dia e fornecer dicas valiosas sobre como lidar com desafios. Lembre-se de que suas circunstâncias de vida e, consequentemente, suas necessidades nutricionais podem mudar ao longo do tempo. Um novo emprego, mudanças nas relações familiares ou variações sazonais na oferta de alimentos podem exigir uma adaptação de sua estratégia alimentar. Seja flexível e aberto a mudanças e não hesite em buscar apoio profissional, se necessário.

Uma otimização nutricional bem-sucedida considera sua saúde de forma holística. Além da alimentação, outros fatores como sono adequado, exercício regular e gerenciamento eficaz do estresse desempenham um papel importante em seu bem-estar. O estresse crônico pode afetar negativamente o sistema imunológico e intensificar reações autoimunes. Técnicas de relaxamento, como yoga, meditação ou treinamento autógeno, podem ajudá-lo a reduzir o estresse e recuperar seu equilíbrio interno. Preste atenção a uma ingestão adequada de alimentos calmantes, ricos em fibras, ácidos graxos ômega-3 e antioxidantes. Alimentos fermentados podem influenciar positivamente sua saúde intestinal e, assim, contribuir para a redução do estresse. Observe cuidadosamente a melhoria de seus sintomas e documente seu progresso. Exames laboratoriais regulares podem fornecer dados objetivos e ajudá-lo a otimizar ainda mais sua estratégia alimentar.

A mudança em sua dieta é um processo de longo prazo que requer paciência e perseverança. Certamente haverá retrocessos, mas não se deixe desanimar por isso. Concentre-se em seus sucessos e celebre cada pequeno passo na direção certa. Uma otimização nutricional sustentável pode melhorar significativamente sua qualidade de vida e ajudá-lo a lidar melhor com sua doença autoimune. Você está investindo em sua saúde e bem-estar – um investimento que valerá a pena a longo prazo.

Ofertas adicionais gratuitas planejadas

Temos o prazer de oferecer futuramente materiais complementares gratuitos para este livro:

- Um capítulo bônus exclusivo com conteúdo adicional
- Um resumo compacto de todo o livro em formato PDF
- Uma versão em radionovela (Em Planejamento)

A publicação destes materiais está prevista para 2025.
Sinta-se à vontade para visitar nosso site hoje mesmo. Assim que nosso serviço de newsletter for lançado (previsto para 2025), você poderá se registrar para receber atualizações e não perder nenhuma novidade sobre as ofertas adicionais gratuitas.

www.SaageBooks.com/pt/
nutricao_em_doencas_autoimunes-bonus-P4MGBG

Caros leitores,

Nos sentimos profundamente honrados por terem dedicado tempo para ler nosso livro do início ao fim. Nosso maior desejo é fornecer insights valiosos e orientação prática. Sua confiança em nosso trabalho significa muito para nós. Esperamos que a leitura tenha sido enriquecedora para vocês. Se tiverem alguma dúvida ou sugestão, não hesitem em nos contactar através do nosso site.

Se gostaram deste livro, agradeceríamos muito uma avaliação honesta. Vocês podem facilmente deixar sua avaliação honesta na plataforma de vendas onde compraram o livro.
Obrigado pelo seu apoio!

Bendis Saage

Saage Media GmbH - Equipe

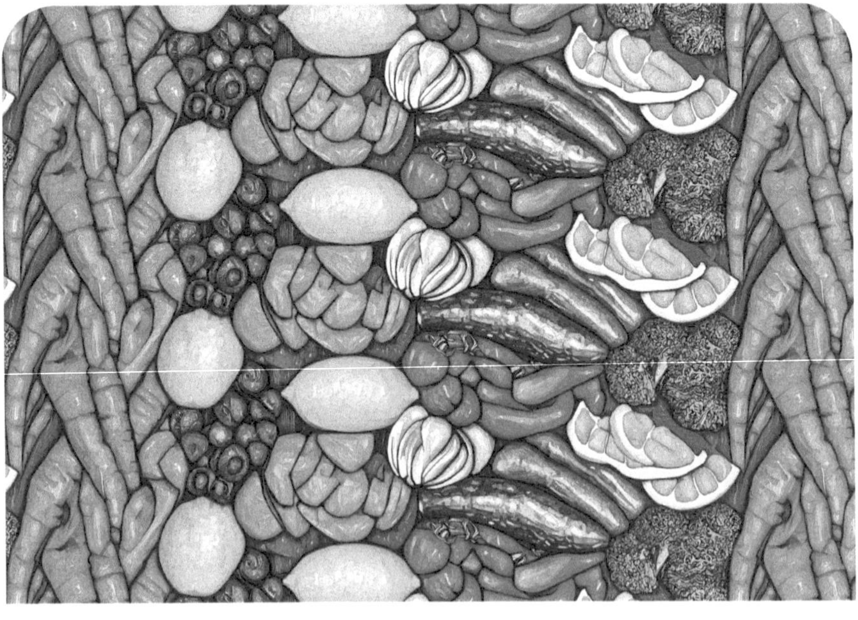

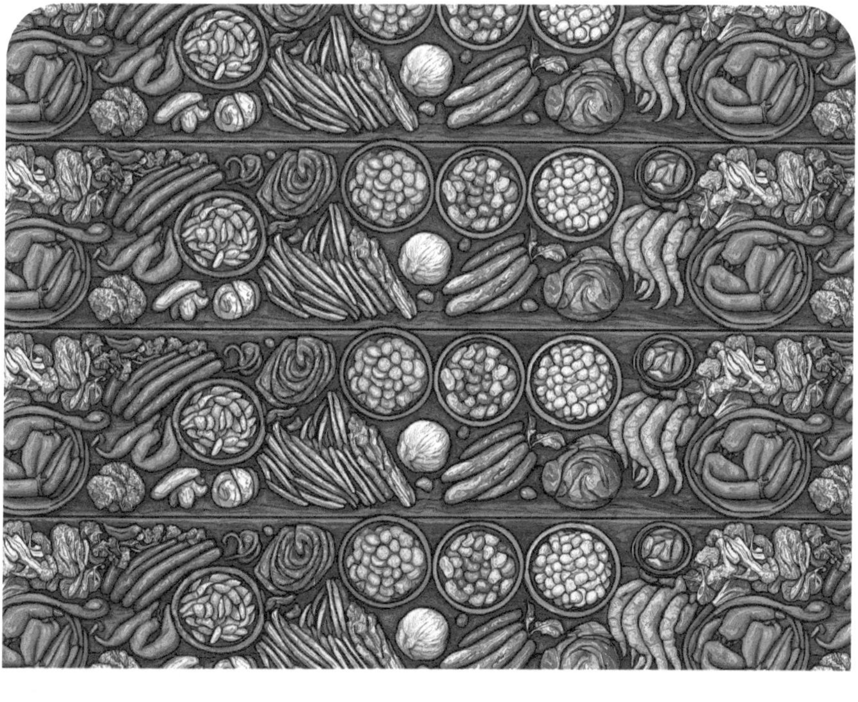

Fontes

Nossos sinceros agradecimentos a todos os autores das fontes científicas e não científicas citadas, aos operadores dos sites referenciados e aos criadores das imagens, gráficos e estudos utilizados, cujo valioso trabalho contribuiu para a criação deste livro. Para mais informações, recomendamos visitar os sites das fontes.
Se descobrir erros de mapeamento ou outras inconsistências, entre em contato conosco.

Todas as fontes foram acessadas pela última vez em: 2025-02-19

[s1] - https://www.ncbi.nlm.nih.gov/pmc/articles/PMC5859494/

Autor:	Laura Soldati, Laura Di Renzo, Emilio Jirillo, Paolo A Ascierto, Francesco M Marincola, Antonino De Lorenzo	**Título:**	The influence of diet on anti-cancer immune responsiveness
DOI:	10.1186/s12967-018-1448-0	**Data:**	2018 Mar 20
Site:	PubMed Central (PMC)	**Editora:**	Journal of Translational Medicine

[s2] - https://hivinfo.nih.gov/understanding-hiv/fact-sheets/hiv-and-nutrition-and-food-safety

Título:	HIV and Nutrition and Food Safety | NIH	**por:**	NIH (National Institutes of Health)
Site:	hivinfo.nih.gov	**Editora:**	NIH

[s3] - https://www.healthline.com/nutrition/aip-diet-autoimmune-protocol-diet

Autor:	Alina Petre, MS, RD (NL)	**Título:**	AIP (Autoimmune Protocol) Diet: A Beginner's Guide
por:	Healthline	**Data:**	2020-08-25T06:00:00Z
Site:	Healthline	**Editora:**	Healthline Media

[s4] - https://www.ncbi.nlm.nih.gov/books/NBK597377/

Autor:	Alexander Scheiber, Victoria Mank	**Título:**	Anti-Inflammatory Diets
por:	StatPearls Publishing	**Data:**	2023/10/28
Site:	NCBI Bookshelf	**Editora:**	StatPearls

[s5] - https://health.clevelandclinic.org/aip-diet-autoimmune-protocol-diet

Título:	What Is the AIP (Autoimmune Protocol) Diet?	**por:**	Cleveland Clinic
Site:	health.clevelandclinic.org	**Editora:**	Cleveland Clinic

[s6] - https://www.healthline.com/nutrition/aip-diet-autoimmune-protocol-diet

Autor:	Alina Petre, MS, RD (NL)	**Título:**	AIP (Autoimmune Protocol) Diet: A Beginner's Guide
por:	Healthline	**Data:**	2020-08-25T06:00:00Z
Site:	Healthline.com	**Editora:**	Healthline Media

[s7] - https://pmc.ncbi.nlm.nih.gov/articles/PMC8201077/

Autor:	Evanthia Tourkochristou, Christos Triantos, Athanasia Mouzaki	**Título:**	The Influence of Nutritional Factors on Immunological Outcomes
por:	University of Patras	**DOI:**	10.3389/fimmu.2021.665968
Data:	2021 May 31	**Site:**	PubMed Central (PMC)
Editora:	Frontiers in Immunology		

[s8] - https://pmc.ncbi.nlm.nih.gov/articles/PMC8435108/

Autor:	Toan Do, Sarah Diamond, Caitlin Green, Malissa Warren	**Título:**	Nutritional Implications of Patients with Dysautonomia and Hypermobility Syndromes
por:	Oregon Health & Science University; Medical University of South Carolina	**DOI:**	10.1007/s13668-021-00373-1
Data:	2021 Sep 12	**Site:**	PubMed Central (PMC)
Editora:	Current Nutrition Reports		

[s9] - https://pmc.ncbi.nlm.nih.gov/articles/PMC5466942/

Autor:	Julieanna Hever, Raymond J Cronise	**Título:**	Plant-based nutrition for healthcare professionals: implementing diet as a primary modality in the prevention and treatment of chronic disease
por:	To Your Health Fitness and Nutrition, Thermogenex	**DOI:**	10.11909/j.issn.1671-5411.2017.05.012
Data:	2017 May	**Site:**	PubMed Central (PMC)
Editora:	Journal of Geriatric Cardiology : JGC		

[s10] - https://pmc.ncbi.nlm.nih.gov/articles/PMC8620243/

Autor:	Camilla Barbero Mazzucca, Davide Raineri, Giuseppe Cappellano, Annalisa Chiocchetti	**Título:**	How to Tackle the Relationship between Autoimmune Diseases and Diet: Well Begun Is Half-Done
DOI:	10.3390/nu13113956	**Data:**	2021 Nov 5
Site:	PubMed Central (PMC)	**Editora:**	Nutrients

[s11] - https://pmc.ncbi.nlm.nih.gov/articles/PMC8955724/

Autor:	Panagiotis Stoiloudis, Evangelia Kesidou, Christos Bakirtzis, Styliani-Aggeliki Sintila, Natalia Konstantinidou, Marina Boziki, Nikolaos Grigoriadis	**Título:**	The Role of Diet and Interventions on Multiple Sclerosis: A Review
por:	Aristotle University of Thessaloniki	**DOI:**	10.3390/nu14061150
Data:	2022 Mar 9	**Site:**	PubMed Central (PMC)
Editora:	MDPI		

[s12] - https://www.ncbi.nlm.nih.gov/books/NBK597377/

Autor:	Alexander Scheiber, Victoria Mank	**Título:**	Anti-Inflammatory Diets
por:	StatPearls Publishing	**Data:**	2023/10/28
Site:	NCBI Bookshelf	**Editora:**	StatPearls Publishing

[s13] - https://pmc.ncbi.nlm.nih.gov/articles/PMC8955724/

Autor:	Panagiotis Stoiloudis, Evangelia Kesidou, Christos Bakirtzis, Styliani-Aggeliki Sintila, Natalia Konstantinidou, Marina Boziki, Nikolaos Grigoriadis	**Título:**	The Role of Diet and Interventions on Multiple Sclerosis: A Review
por:	2nd Department of Neurology, AHEPA Hospital, Faculty of Health Sciences, Aristotle University of Thessaloniki	**DOI:**	10.3390/nu14061150
Data:	2022 Mar 9	**Site:**	PubMed Central (PMC)
Editora:	Nutrients		

[s14] - https://pmc.ncbi.nlm.nih.gov/articles/PMC8389628/

Autor:	Kristine Stromsnes, Angela G Correas, Jenny Lehmann, Juan Gambini, Gloria Olaso-Gonzalez	**Título:**	Anti-Inflammatory Properties of Diet: Role in Healthy Aging
por:	National Center for Biotechnology Information (NCBI)	**DOI:**	10.3390/biomedicines9080922
Data:	2021 Jul 30	**Site:**	PubMed Central (PMC)
Editora:	Biomedicines		

[s15] -
https://www.nia.nih.gov/health/alzheimers-and-dementia/what-do-we-know-about-diet-and-prevention-alzheimers-disease

Título:	What Do We Know About Diet and Prevention of Alzheimer's Disease?	**por:**	National Institute on Aging (NIA)
Site:	National Institute on Aging		

[s16] - https://pmc.ncbi.nlm.nih.gov/articles/PMC7284442/

Autor:	Chiara Gioia, Bruno Lucchino, Maria Grazia Tarsitano, Cristina Iannuccelli, Manuela Di Franco	**Título:**	Dietary Habits and Nutrition in Rheumatoid Arthritis: Can Diet Influence Disease Development and Clinical Manifestations?
DOI:	10.3390/nu12051456	**Data:**	2020 May 18
Site:	PubMed Central (PMC)	**Editora:**	Nutrients

[s17] - https://pmc.ncbi.nlm.nih.gov/articles/PMC8620243/

Autor:	Camilla Barbero Mazzucca, Davide Raineri, Giuseppe Cappellano, Annalisa Chiocchetti	**Título:**	How to Tackle the Relationship between Autoimmune Diseases and Diet: Well Begun Is Half-Done
por:	Università del Piemonte Orientale	**DOI:**	10.3390/nu13113956
Data:	2021 Nov 5	**Site:**	PubMed Central (PMC)

[s18] - https://www.ncbi.nlm.nih.gov/pmc/articles/PMC8464906/

Autor:	Carlijn A Wagenaar, Marieke van de Put, Michelle Bisschops, Wendy Walrabenstein, Catharina S de Jonge, Hilde Herrema, Dirkjan van Schaardenburg	**Título:**	The Effect of Dietary Interventions on Chronic Inflammatory Diseases in Relation to the Microbiome: A Systematic Review
DOI:	10.3390/nu13093208	**Data:**	2021 Sep 15
Site:	PubMed Central (PMC)	**Editora:**	Nutrients

[s19] - https://pmc.ncbi.nlm.nih.gov/articles/PMC7284442/

Autor:	Chiara Gioia, Bruno Lucchino, Maria Grazia Tarsitano, Cristina Iannuccelli, Manuela Di Franco	**Título:**	Dietary Habits and Nutrition in Rheumatoid Arthritis: Can Diet Influence Disease Development and Clinical Manifestations?
por:	Sapienza University of Rome	**DOI:**	10.3390/nu12051456
Data:	2020 May 18	**Site:**	PubMed Central (PMC)
Editora:	Nutrients		

[s20] - https://pmc.ncbi.nlm.nih.gov/articles/PMC9101513/

Autor:	Yana Danailova, Tsvetelina Velikova, Georgi Nikolaev, Zorka Mitova, Alexander Shinkov, Hristo Gagov, Rossitza Konakchieva	**Título:**	Nutritional Management of Thyroiditis of Hashimoto
DOI:	10.3390/ijms23095144	**Data:**	2022 May 5
Site:	PubMed Central (PMC)	**Editora:**	International Journal of Molecular Sciences

[s21] - https://pmc.ncbi.nlm.nih.gov/articles/PMC7400883/

Autor:	Daniela Cannas, Eleonora Loi, Matteo Serra, Davide Firinu, Paolo Valera, Patrizia Zavattari	**Título:**	Relevance of Essential Trace Elements in Nutrition and Drinking Water for Human Health and Autoimmune Disease Risk
por:	University of Cagliari	**DOI:**	10.3390/nu12072074
Data:	2020 Jul 13	**Site:**	PubMed Central (PMC)
Editora:	MDPI		

[s22] - https://pmc.ncbi.nlm.nih.gov/articles/PMC8531728/

Autor:	Tianyi Shao, Henu Kumar Verma, Babita Pande, Vincenzo Costanzo, Weibing Ye, Yuyan Cai, L V K S Bhaskar	**Título:**	Physical Activity and Nutritional Influence on Immune Function: An Important Strategy to Improve Immunity and Health Status
DOI:	10.3389/fphys.2021.751374	**Data:**	2021 Oct 8
Site:	PubMed Central (PMC)	**Editora:**	Frontiers in Physiology

[s23] - https://pmc.ncbi.nlm.nih.gov/articles/PMC9772031/

Autor:	Camelia Munteanu, Betty Schwartz	**Título:**	The relationship between nutrition and the immune system
DOI:	10.3389/fnut.2022.1082500	**Data:**	2022 Dec 8
Site:	PubMed Central (PMC)	**Editora:**	Frontiers in Nutrition

[s24] - https://pmc.ncbi.nlm.nih.gov/articles/PMC9101513/

Autor:	Yana Danailova, Tsvetelina Velikova, Georgi Nikolaev, Zorka Mitova, Alexander Shinkov, Hristo Gagov, Rossitza Konakchieva	**Título:**	Nutritional Management of Thyroiditis of Hashimoto
por:	Sofia University "St. Kliment Ohridski", University Hospital Lozenetz, Bulgarian Academy of Sciences, Medical University of Sofia	**DOI:**	10.3390/ijms23095144
Data:	2022 May 5	**Site:**	PubMed Central (PMC)
Editora:	International Journal of Molecular Sciences		

[s25] - https://pmc.ncbi.nlm.nih.gov/articles/PMC11314468/

Autor:	Anna-Mariia Shulhai, Roberta Rotondo, Maddalena Petraroli, Viviana Patianna, Barbara Predieri, Lorenzo Iughetti, Susanna Esposito, Maria Elisabeth Street	**Título:**	The Role of Nutrition on Thyroid Function
por:	University of Parma; University Hospital of Parma; University of Modena and Reggio Emilia	**DOI:**	10.3390/nu16152496
Data:	2024 Jul 31	**Site:**	PubMed Central (PMC)
Editora:	MDPI		

[s26] - https://pmc.ncbi.nlm.nih.gov/articles/PMC9962371/

Autor:	Karolina Osowiecka, Joanna Myszkowska-Ryciak	**Título:**	The Influence of Nutritional Intervention in the Treatment of Hashimoto's Thyroiditis—A Systematic Review
DOI:	10.3390/nu15041041	**Data:**	2023 Feb 20
Site:	PubMed Central (PMC)	**Editora:**	Nutrients

[s27] - https://pmc.ncbi.nlm.nih.gov/articles/PMC10777438/

Autor:	Siddhant P Murkey, Akash Agarwal, Pranam Pandit, Sunil Kumar, Arpita Jaiswal	**Título:**	Unveiling the Spectrum of Ophthalmic Manifestations in Nutritional Deficiencies: A Comprehensive Review
por:	Jawaharlal Nehru Medical College, Datta Meghe Institute of Higher Education and Research, Wardha, IND	**DOI:**	10.7759/cureus.50311
Data:	2023 Dec 11	**Site:**	PubMed Central (PMC)
Editora:	Cureus		

[s28] - https://pmc.ncbi.nlm.nih.gov/articles/PMC11314468/

Autor:	Anna-Mariia Shulhai, Roberta Rotondo, Maddalena Petraroli, Viviana Patianna, Barbara Predieri, Lorenzo Iughetti, Susanna Esposito, Maria Elisabeth Street	**Título:**	The Role of Nutrition on Thyroid Function
por:	University of Parma; University Hospital of Parma; University of Modena and Reggio Emilia	**DOI:**	10.3390/nu16152496
Data:	2024 Jul 31	**Site:**	PubMed Central (PMC)

[s29] - https://ods.od.nih.gov/factsheets/VitaminB6-HealthProfessional/

Título:	Vitamin B6 - Health Professional Fact Sheet	**por:**	NIH Office of Dietary Supplements
Data:	Sat, 15 Feb 2025	**Site:**	ods.od.nih.gov

[s30] - https://pmc.ncbi.nlm.nih.gov/articles/PMC9772031/

Autor:	Camelia Munteanu, Betty Schwartz	**Título:**	The relationship between nutrition and the immune system
DOI:	10.3389/fnut.2022.1082500	**Data:**	2022 Dec 8
Site:	PubMed Central (PMC)	**Editora:**	Frontiers in Nutrition

[s31] - https://pmc.ncbi.nlm.nih.gov/articles/PMC9101513/

Autor:	Yana Danailova, Tsvetelina Velikova, Georgi Nikolaev, Zorka Mitova, Alexander Shinkov, Hristo Gagov, Rossitza Konakchieva	**Título:**	Nutritional Management of Thyroiditis of Hashimoto
por:	Sofia University "St. Kliment Ohridski", University Hospital Lozenetz, Institute of Experimental Morphology, Pathology and Anthropology with Museum, Bulgarian Academy of Sciences, Medical University of Sofia	**DOI:**	10.3390/ijms23095144
Data:	2022 May 5	**Site:**	PubMed Central (PMC)
Editora:	MDPI		

[s32] - https://pmc.ncbi.nlm.nih.gov/articles/PMC9962371/

Autor:	Karolina Osowiecka, Joanna Myszkowska-Ryciak	**Título:**	The Influence of Nutritional Intervention in the Treatment of Hashimoto's Thyroiditis—A Systematic Review
por:	Warsaw University of Life Sciences (WULS)	**DOI:**	10.3390/nu15041041
Data:	2023 Feb 20	**Site:**	PubMed Central (PMC)
Editora:	Nutrients		

[s33] - https://pubmed.ncbi.nlm.nih.gov/35308285/

Autor:	Méndez-López LF, Sosa de León D, López-Cabanillas Lomelí M, González-Martínez BE, Vázquez-Rodríguez JA	**Título:**	Phytochemicals From Vicia faba Beans as Ligands of the Aryl Hydrocarbon Receptor to Regulate Autoimmune Diseases
DOI:	10.3389/fnut.2022.790440	**Data:**	03/04/2022
Site:	PubMed	**Editora:**	Front Nutr

[s34] - https://pmc.ncbi.nlm.nih.gov/articles/PMC8931403/

Autor:	Luis Fernando Méndez-López, Deisy Sosa de León, Manuel López-Cabanillas Lomelí, Blanca Edelia González-Martínez, Jesús Alberto Vázquez-Rodríguez	**Título:**	Phytochemicals From Vicia faba Beans as Ligands of the Aryl Hydrocarbon Receptor to Regulate Autoimmune Diseases
por:	Universidad Autónoma de Nuevo León	**DOI:**	10.3389/fnut.2022.790440
Data:	2022 Mar 4	**Site:**	PubMed Central (PMC)
Editora:	Frontiers in Nutrition		

[s35] - https://pmc.ncbi.nlm.nih.gov/articles/PMC5909253/

Autor:	Anna Winkvist, Linnea Bärebring, Inger Gjertsson, Lars Ellegård, Helen M Lindqvist	**Título:**	A randomized controlled cross-over trial investigating the effect of anti-inflammatory diet on disease activity and quality of life in rheumatoid arthritis: the Anti-inflammatory Diet In Rheumatoid Arthritis (ADIRA) study protocol
por:	Sahlgrenska Academy, University of Gothenburg	**DOI:**	10.1186/s12937-018-0354-x
Data:	2018 Apr 20	**Site:**	PubMed Central (PMC)
Editora:	Nutrition Journal		

[s36] - https://pmc.ncbi.nlm.nih.gov/articles/PMC11722875/

Autor:	Sylvia Goedeke, Tamzyn Murphy, Amy Rush, Caryn Zinn	**Título:**	Assessing the Nutrient Composition of a Carnivore Diet: A Case Study Model
por:	Auckland University of Technology	**DOI:**	10.3390/nu17010140
Data:	2024 Dec 31	**Site:**	PubMed Central (PMC)
Editora:	Nutrients		

[s37] - https://pmc.ncbi.nlm.nih.gov/articles/PMC10304460/

Autor:	Madeleine Myers, Carrie Helen Stevenson Ruxton	**Título:**	Eggs: Healthy or Risky? A Review of Evidence from High Quality Studies on Hen's Eggs
DOI:	10.3390/nu15122657	**Data:**	2023 Jun 7
Site:	PubMed Central (PMC)	**Editora:**	Nutrients

[s38] - https://pmc.ncbi.nlm.nih.gov/articles/PMC7284442/

Autor:	Chiara Gioia, Bruno Lucchino, Maria Grazia Tarsitano, Cristina Iannuccelli, Manuela Di Franco	**Título:**	Dietary Habits and Nutrition in Rheumatoid Arthritis: Can Diet Influence Disease Development and Clinical Manifestations?
por:	Sapienza University of Rome	**DOI:**	10.3390/nu12051456
Data:	2020 May 18	**Site:**	PubMed Central (PMC)
Editora:	Nutrients		

[s39] - https://pmc.ncbi.nlm.nih.gov/articles/PMC5288891/

Autor:	Pauline Ducrot, Caroline Méjean, Vani Aroumougame, Gladys Ibanez, Benjamin Allès, Emmanuelle Kesse-Guyot, Serge Hercberg, Sandrine Pé neau	**Título:**	Meal planning is associated with food variety, diet quality and body weight status in a large sample of French adults
por:	Equipe de Recherche en Epidé miologie Nutritionnelle, Centre de Recherche en Epidémiologie et Statistiques, Université Paris 13, Inserm (U1153), Inra (U1125), Cnam, COMUE Sorbonne Paris Cité, Bobigny, France	**DOI:**	10.1186/s12966-017-0461-7
Data:	2017 Feb 2	**Site:**	PMC (PubMed Central)

[s40] - https://pmc.ncbi.nlm.nih.gov/articles/PMC5962965/
Autor: Monika Potter, Antonis Vlassopoulos, Undine Lehmann
Título: Snacking Recommendations Worldwide: A Scoping Review
por: Nestlé Research Center
DOI: 10.1093/advances/nmx003
Data: 2018 Apr 7
Site: PubMed Central (PMC)
Editora: Advances in Nutrition

[s41] - https://pmc.ncbi.nlm.nih.gov/articles/PMC7071230/
Autor: Stephanie Cowan, Surbhi Sood, Helen Truby, Aimee Dordevic, Melissa Adamski, Simone Gibson
Título: Inflaming Public Interest: A Qualitative Study of Adult Learners' Perceptions on Nutrition and Inflammation
por: Department of Nutrition, Dietetics and Food, Monash University
DOI: 10.3390/nu12020345
Data: 2020 Jan 28
Site: PubMed Central (PMC)
Editora: Nutrients

[s42] - https://pmc.ncbi.nlm.nih.gov/articles/PMC8064481/
Autor: Marjo J E Campmans-Kuijpers, Gerard Dijkstra
Título: Food and Food Groups in Inflammatory Bowel Disease (IBD): The Design of the Groningen Anti-Inflammatory Diet (GrAID)
por: University Medical Center Groningen, University of Groningen
DOI: 10.3390/nu13041067
Data: 2021 Mar 25
Site: PubMed Central (PMC)
Editora: Nutrients

[s43] - https://pmc.ncbi.nlm.nih.gov/articles/PMC4070292/
Autor: Gregory Hostetler, Ken Riedl, Horacio Cardenas, Mayra Diosa-Toro, Daniel Arango, Steven Schwartz, Andrea I Doseff
Título: Flavone deglycosylation increases their anti-inflammatory activity and absorption
por: The Ohio State University
DOI: 10.1002/mnfr.201100596
Data: 2012 Feb 20
Site: PubMed Central (PMC)
Editora: Molecular nutrition & food research

[s44] - https://pmc.ncbi.nlm.nih.gov/articles/PMC6049644/
Autor: Seongeung Lee, Youngmin Choi, Heon Sang Jeong, Junsoo Lee, Jeehye Sung
Título: Effect of different cooking methods on the content of vitamins and true retention in selected vegetables
DOI: 10.1007/s10068-017-0281-1
Data: 2017 Dec 12
Site: PubMed Central (PMC)

[s45] - https://pmc.ncbi.nlm.nih.gov/articles/PMC7693970/
Autor: Sandra Zavadlav, Marijana Blažić, Franco Van de Velde, Charito Vignatti, Cecilia Fenoglio, Andrea M Piagentini, María Elida Pirovani, Cristina M Perotti, Danijela Bursać Kovačević, Predrag Putnik
Título: Sous-Vide as a Technique for Preparing Healthy and High-Quality Vegetable and Seafood Products
DOI: 10.3390/foods9111537
Data: 2020 Oct 25
Site: PubMed Central (PMC)

[s46] - https://www.mdpi.com/2304-8158/13/14/2217

Autor:	Georgiana Ancuta Misu, Cristina Maria Canja, Mirabela Lupu, Florentina Matei	**Título:**	Advances and Drawbacks of Sous-Vide Technique—A Critical Review
por:	Multidisciplinary Digital Publishing Institute	**DOI:**	10.3390/foods13142217
Data:	2024-07-15	**Site:**	MDPI
Editora:	Multidisciplinary Digital Publishing Institute		

[s47] - https://pmc.ncbi.nlm.nih.gov/articles/PMC7601710/

Autor:	Inmaculada Gómez, Rasmi Janardhanan, Francisco C Ibañez, María José Beriain	**Título:**	The Effects of Processing and Preservation Technologies on Meat Quality: Sensory and Nutritional Aspects
DOI:	10.3390/foods9101416	**Data:**	2020 Oct 7
Site:	PubMed Central (PMC)	**Editora:**	MDPI

[s48] - https://pubmed.ncbi.nlm.nih.gov/34441559/

Autor:	de Castro NT;de Alencar ER; Zandonadi RP;Han H;Raposo A; Ariza-Montes A;Araya-Castillo L; Botelho RBA	**Título:**	Influence of Cooking Method on the Nutritional Quality of Organic and Conventional Brazilian Vegetables: A Study on Sodium, Potassium, and Carotenoids
DOI:	10.3390/foods10081782	**Data:**	07/31/2021
Site:	PubMed	**Editora:**	Foods

[s49] - https://pmc.ncbi.nlm.nih.gov/articles/PMC7693970/

Autor:	Sandra Zavadlav, Marijana Blažić, Franco Van de Velde, Charito Vignatti, Cecilia Fenoglio, Andrea M Piagentini, María Elida Pirovani, Cristina M Perotti, Danijela Bursać Kovačević, Predrag Putnik	**Título:**	Sous-Vide as a Technique for Preparing Healthy and High-Quality Vegetable and Seafood Products
por:	Karlovac University of Applied Sciences; Universidad Nacional del Litoral; Consejo Nacional de Investigaciones Científicas y Té cnicas; University of Zagreb; Greenbird Medical Inc.; University North	**DOI:**	10.3390/foods9111537
Data:	2020 Oct 25	**Site:**	PMC
Editora:	MDPI		

[s50] - https://pubmed.ncbi.nlm.nih.gov/36299246/

Autor:	Coe S; Spiro A	**Título:**	Cooking at home to retain nutritional quality and minimise nutrient losses: A focus on vegetables, potatoes and pulses
DOI:	10.1111/nbu.12584	**Data:**	2022 Dec
Site:	PubMed	**Editora:**	Nutr Bull

[s51] - https://pmc.ncbi.nlm.nih.gov/articles/PMC5466942/

Autor:	Julieanna Hever, Raymond J Cronise	**Título:**	Plant-based nutrition for healthcare professionals: implementing diet as a primary modality in the prevention and treatment of chronic disease
por:	To Your Health Fitness and Nutrition, Thermogenex	**DOI:**	10.11909/j.issn.1671-5411.2017.05.012
Data:	2017 May	**Site:**	PubMed Central (PMC)
Editora:	Journal of Geriatric Cardiology : JGC		

[s52] - https://pmc.ncbi.nlm.nih.gov/articles/PMC9080102/

Autor:	Gabriel P Esteves, Bruna Caruso Mazzolani, Fabiana Infante Smaira, Elizabeth Silva Mendes, Gabriela Guimarães de Oliveira, Hamilton Roschel, Bruno Gualano, Rosa Maria R Pereira, Eimear Dolan	**Título:**	Nutritional recommendations for patients undergoing prolonged glucocorticoid therapy
por:	Faculdade de Medicina FMUSP, Universidade de Sao Paulo	**DOI:**	10.1093/rap/rkac029
Data:	2022 Apr 21	**Site:**	PubMed Central (PMC)
Editora:	Oxford University Press		

[s53] - https://pmc.ncbi.nlm.nih.gov/articles/PMC7284442/

Autor:	Chiara Gioia, Bruno Lucchino, Maria Grazia Tarsitano, Cristina Iannuccelli, Manuela Di Franco	**Título:**	Dietary Habits and Nutrition in Rheumatoid Arthritis: Can Diet Influence Disease Development and Clinical Manifestations?
por:	Sapienza University of Rome	**DOI:**	10.3390/nu12051456
Data:	2020 May 18	**Site:**	PubMed Central (PMC)
Editora:	MDPI		

[s54] - https://pmc.ncbi.nlm.nih.gov/articles/PMC5466942/

Autor:	Julieanna Hever, Raymond J Cronise	**Título:**	Plant-based nutrition for healthcare professionals: implementing diet as a primary modality in the prevention and treatment of chronic disease
por:	National Center for Biotechnology Information (NCBI)	**DOI:**	10.11909/j.issn.1671-5411.2017.05.012
Data:	2017 May	**Site:**	PubMed Central (PMC)
Editora:	Journal of Geriatric Cardiology : JGC		

[s55] - https://pmc.ncbi.nlm.nih.gov/articles/PMC8804093/

Autor:	Sapna Langyan, Pranjal Yadava, Fatima Nazish Khan, Zahoor A Dar, Renu Singh, Ashok Kumar	**Título:**	Sustaining Protein Nutrition Through Plant-Based Foods
DOI:	10.3389/fnut.2021.772573	**Data:**	2022 Jan 18
Site:	PubMed Central (PMC)	**Editora:**	Frontiers in Nutrition

[s56] - https://pmc.ncbi.nlm.nih.gov/articles/PMC10746081/

Autor:	Tatiana Palotta Minari, Lúcia Helena Bonalume Tácito, Louise Buonalumi Tácito Yugar, Sílvia Elaine Ferreira-Melo, Carolina Freitas Manzano, Antô nio Carlos Pires, Heitor Moreno, José Fernando Vilela-Martin, Luciana Neves Cosenso-Martin, Juan Carlos Yugar-Toledo	**Título:**	Nutritional Strategies for the Management of Type 2 Diabetes Mellitus: A Narrative Review
por:	National Center for Biotechnology Information (NCBI)	**DOI:**	10.3390/nu15245096
Data:	2023 Dec 13	**Site:**	PMC (PubMed Central)
Editora:	MDPI		

[s57] - https://pmc.ncbi.nlm.nih.gov/articles/PMC5466942/

Autor:	Julieanna Hever, Raymond J Cronise	**Título:**	Plant-based nutrition for healthcare professionals: implementing diet as a primary modality in the prevention and treatment of chronic disease
por:	To Your Health Fitness and Nutrition, Beverly Hills, CA, USA, Thermogenex, Huntsville, AL, USA	**DOI:**	10.11909/j.issn.1671-5411.2017.05.012
Data:	2017 May	**Site:**	PubMed Central (PMC)
Editora:	Journal of Geriatric Cardiology : JGC		

[s58] - https://pmc.ncbi.nlm.nih.gov/articles/PMC8620243/

Autor:	Camilla Barbero Mazzucca, Davide Raineri, Giuseppe Cappellano, Annalisa Chiocchetti	**Título:**	How to Tackle the Relationship between Autoimmune Diseases and Diet: Well Begun Is Half-Done
por:	Università del Piemonte Orientale	**DOI:**	10.3390/nu13113956
Data:	2021 Nov 5	**Site:**	PubMed Central (PMC)

[s59] - https://pmc.ncbi.nlm.nih.gov/articles/PMC8747310/

Autor:	Jagoda Garbicz, Beata Całyniuk, Michał Górski, Marta Buczkowska, Małgorzata Piecuch, Aleksandra Kulik, Piotr Rozentryt	**Título:**	Nutritional Therapy in Persons Suffering from Psoriasis
por:	Medical University of Silesia in Katowice	**DOI:**	10.3390/nu14010119
Data:	2021 Dec 28	**Site:**	PubMed Central (PMC)
Editora:	Nutrients		

[s60] - https://pmc.ncbi.nlm.nih.gov/articles/PMC8955724/

Autor:	Panagiotis Stoiloudis, Evangelia Kesidou, Christos Bakirtzis, Styliani-Aggeliki Sintila, Natalia Konstantinidou, Marina Boziki, Nikolaos Grigoriadis	**Título:**	The Role of Diet and Interventions on Multiple Sclerosis: A Review
por:	2nd Department of Neurology, AHEPA Hospital, Faculty of Health Sciences, Aristotle University of Thessaloniki, Thessaloniki, Greece	**DOI:**	10.3390/nu14061150
Data:	2022 Mar 9	**Site:**	PubMed Central (PMC)
Editora:	Nutrients		

[s61] - https://pmc.ncbi.nlm.nih.gov/articles/PMC7284442/

Autor:	Chiara Gioia, Bruno Lucchino, Maria Grazia Tarsitano, Cristina Iannuccelli, Manuela Di Franco	**Título:**	Dietary Habits and Nutrition in Rheumatoid Arthritis: Can Diet Influence Disease Development and Clinical Manifestations?
por:	Sapienza University of Rome	**DOI:**	10.3390/nu12051456
Data:	2020 May 18	**Site:**	PubMed Central (PMC)

[s62] - https://pmc.ncbi.nlm.nih.gov/articles/PMC4034518/

Autor:	Arndt Manzel, Dominik N Muller, David A Hafler, Susan E Erdman, Ralf A Linker, Markus Kleinewietfeld	**Título:**	Role of "Western Diet" in Inflammatory Autoimmune Diseases
DOI:	10.1007/s11882-013-0404-6	**Data:**	2014 Jan
Site:	PubMed Central (PMC)	**Editora:**	Current allergy and asthma reports

[s63] - https://pmc.ncbi.nlm.nih.gov/articles/PMC5097114/

Autor:	Stefanie Jörg, Diana A Grohme, Melanie Erzler, Marilene Binsfeld, Aiden Haghikia, Dominik N Müller, Ralf A Linker, Markus Kleinewietfeld	**Título:**	Environmental factors in autoimmune diseases and their role in multiple sclerosis
DOI:	10.1007/s00018-016-2311-1	**Data:**	2016 Aug 4
Site:	PubMed Central (PMC)	**Editora:**	Cellular and Molecular Life Sciences: CMLS

[s64] - https://pmc.ncbi.nlm.nih.gov/articles/PMC10710847/

Autor:	Kartikey V Shekhar, Mrunmayee M Pathak, Gajanan Pisulkar	**Título:**	Diet and Lifestyle Impact on Rheumatoid Arthritis: A Comprehensive Review
por:	Jawaharlal Nehru Medical College, Datta Meghe Institute of Higher Education and Research	**DOI:**	10.7759/cureus.48625
Data:	2023 Nov 10	**Site:**	PubMed Central (PMC)
Editora:	Cureus		

[s65] - https://pmc.ncbi.nlm.nih.gov/articles/PMC9101513/

Autor:	Yana Danailova, Tsvetelina Velikova, Georgi Nikolaev, Zorka Mitova, Alexander Shinkov, Hristo Gagov, Rossitza Konakchieva	**Título:**	Nutritional Management of Thyroiditis of Hashimoto
DOI:	10.3390/ijms23095144	**Data:**	2022 May 5
Site:	PubMed Central (PMC)		

[s66] - https://pmc.ncbi.nlm.nih.gov/articles/PMC10056161/

Autor:	Mihaela Simona Popoviciu, Nirja Kaka, Yashendra Sethi, Neil Patel, Hitesh Chopra, Simona Cavalu	**Título:**	Type 1 Diabetes Mellitus and Autoimmune Diseases: A Critical Review of the Association and the Application of Personalized Medicine
por:	University of Oradea, PearResearch, GMERS Medical College, Government Doon Medical College, HNB Uttarakhand Medical Education University, Chitkara College of Pharmacy	**DOI:**	10.3390/jpm13030422
Data:	2023 Feb 26	**Site:**	PubMed Central (PMC)
Editora:	MDPI		

[s67] - https://pmc.ncbi.nlm.nih.gov/articles/PMC11597059/
Autor: Aleksandra Anna Kajdas, Agnieszka Żebrowska, Anna Zalewska-Janowska, Aneta Czerwonogrodzka-Senczyna
Título: The Role of Nutrition in the Pathogenesis and Treatment of Autoimmune Bullous Diseases—A Narrative Review
por: PubMed Central (PMC)
DOI: 10.3390/nu16223961
Data: 2024 Nov 20
Site: PMC
Editora: Nutrients

[s68] - https://pmc.ncbi.nlm.nih.gov/articles/PMC9772031/
Autor: Camelia Munteanu, Betty Schwartz
Título: The relationship between nutrition and the immune system
por: University of Agricultural Sciences and Veterinary Medicine Cluj-Napoca, The Hebrew University of Jerusalem
DOI: 10.3389/fnut.2022.1082500
Data: 2022 Dec 8
Site: PubMed Central (PMC)
Editora: Frontiers in Nutrition

[s69] - https://pmc.ncbi.nlm.nih.gov/articles/PMC9710406/
Autor: NURIYE GOKCE, NESLIHAN BASGOZ, SERCAN KENANOGLU, HILAL AKALIN, YUSUF OZKUL, MAHMUT CERKEZ ERGOREN, TOMMASO BECCARI, MATTEO BERTELLI, MUNIS DUNDAR
Título: An overview of the genetic aspects of hair loss and its connection with nutrition
DOI: 10.15167/2421-4248/jpmh2022.63.2S3.2765
Data: 2022 Oct 17
Site: PubMed Central (PMC)
Editora: Journal of Preventive Medicine and Hygiene

[s70] - https://pmc.ncbi.nlm.nih.gov/articles/PMC11205075/
Autor: Luca Pecoraro, Carla Mastrorilli, Stefania Arasi, Simona Barni, Davide Caimmi, Fernanda Chiera, Giulio Dinardo, Serena Gracci, Michele Miraglia Del Giudice, Roberto Bernardini, Arianna Giannetti
Título: Nutritional and Psychosocial Impact of Food Allergy in Pediatric Age
DOI: 10.3390/life14060695
Data: 2024 May 28
Site: PubMed Central (PMC)
Editora: Life

[s71] - https://pmc.ncbi.nlm.nih.gov/articles/PMC8152468/

Autor:	Domenico Gargano, Ramapraba Appanna, Antonella Santonicola, Fabio De Bartolomeis, Cristiana Stellato, Antonella Cianferoni, Vincenzo Casolaro, Paola Iovino	**Título:**	Food Allergy and Intolerance: A Narrative Review on Nutritional Concerns
por:	Allergy and Clinical Immunology Unit, San Giuseppe Moscati Hospital; Department of Medicine, Surgery and Dentistry "Scuola Medica Salernitana", University of Salerno; Division of Allergy and Immunology, The Children's Hospital of Philadelphia, Perelman School of Medicine at University of Pennsylvania	**DOI:**	10.3390/nu13051638
Data:	2021 May 13	**Site:**	PubMed Central (PMC)
Editora:	Nutrients		

[s72] - https://pmc.ncbi.nlm.nih.gov/articles/PMC10084985/

Autor:	Linda Liang, Clarissa Saunders, Nerses Sanossian	**Título:**	Food, gut barrier dysfunction, and related diseases: A new target for future individualized disease prevention and management
por:	University of Southern California, Los Angeles, California, USA; Department of Neurology, Medical School of Southern California, Los Angeles, California, USA	**DOI:**	10.1002/fsn3.3229
Data:	2023 Mar 7	**Site:**	PubMed Central (PMC)
Editora:	Food Science & Nutrition		

[s73] - https://pmc.ncbi.nlm.nih.gov/articles/PMC5466942/

Autor:	Julieanna Hever, Raymond J Cronise	**Título:**	Plant-based nutrition for healthcare professionals: implementing diet as a primary modality in the prevention and treatment of chronic disease
por:	To Your Health Fitness and Nutrition, Thermogenex	**DOI:**	10.11909/j.issn.1671-5411.2017.05.012
Data:	2017 May	**Site:**	PubMed Central (PMC)
Editora:	Journal of Geriatric Cardiology : JGC		

[s74] - https://pmc.ncbi.nlm.nih.gov/articles/PMC6899614/

Autor:	D Partridge, K A Lloyd, J M Rhodes, A W Walker, A M Johnstone, B J Campbell	**Título:**	Food additives: Assessing the impact of exposure to permitted emulsifiers on bowel and metabolic health – introducing the FADiets study
por:	The Rowett Institute, University of Aberdeen; Institute of Translational Medicine, University of Liverpool	**DOI:**	10.1111/nbu.12408
Data:	2019 Nov 25	**Site:**	PubMed Central (PMC)
Editora:	Nutrition Bulletin		

[s75] - https://pmc.ncbi.nlm.nih.gov/articles/PMC8600158/

Autor:	Victoria Peteliuk, Lesia Rybchuk, Maria Bayliak, Kenneth B Storey, Oleh Lushchak	**Título:**	Natural sweetener Stevia rebaudiana: Functionalities, health benefits and potential risks
por:	Vasyl Stefanyk Precarpathian National University; Carleton University	**DOI:**	10.17179/excli2021-4211
Data:	2021 Sep 22	**Site:**	PubMed Central (PMC)
Editora:	EXCLI Journal		

[s76] - https://pmc.ncbi.nlm.nih.gov/articles/PMC6363527/

Autor:	Francisco Javier Ruiz-Ojeda, Julio Plaza-Díaz, Maria Jose Sáez-Lara, Angel Gil	**Título:**	Effects of Sweeteners on the Gut Microbiota: A Review of Experimental Studies and Clinical Trials
por:	University of Granada, Instituto de Investigación Biosanitaria IBS. GRANADA, CIBEROBN	**DOI:**	10.1093/advances/nmy037
Data:	2019 Feb 5	**Site:**	PubMed Central (PMC)
Editora:	Oxford University Press		

[s77] - https://pmc.ncbi.nlm.nih.gov/articles/PMC10563692/

Autor:	Qausar Hamed ALKaisy, Jasim S Al-Saadi, Ali Khudhair Jaber AL-Rikabi, Ammar B Altemimi, Mohammad Ali Hesarinejad, Tarek Gamal Abedelmaksoud	**Título:**	Exploring the health benefits and functional properties of goat milk proteins
DOI:	10.1002/fsn3.3531	**Data:**	2023 Jun 27
Site:	PubMed Central (PMC)	**Editora:**	Food Science & Nutrition

[s78] - https://pmc.ncbi.nlm.nih.gov/articles/PMC7120678/

Autor:	Christian de Virgilio	**Título:**	Question Sets and Answers
DOI:	10.1007/978-1-4939-1726-6_59	**Data:**	2014 Jul 19
Site:	PubMed Central (PMC)		

[s79] - https://pmc.ncbi.nlm.nih.gov/articles/PMC5384531/

Autor:	Guillaume Pouessel, Claire Claverie, Julien Labreuche, Jean-Marie Renaudin, Aimée Dorkenoo, Mireille Eb, Anne Moneret-Vautrin, Antoine Deschildre, Stephane Leteurtre, Linus Grabenhenrich, Margitta Worm, Sabine Dölle, Kathrin Scherer, Isidor Hutteger, Morten Christensen, Carsten Bindslev-Jensen, Charlotte Mortz, Esben Eller, Henrik Fomsgaard Kjaer, Leonor Carneiro-Leão, Jenny Badas, Alice Coimbra, Dikla Pivko Levy, Moshe Ben-Shoshan, Ayelet Rimon, Shira Benor, Nicolette J T Arends, Nikki Edelbroek, Hans de Groot, Joyce A M Emons, H Kim A Brand, Dirk Verhoeven, Leonieke N van Veen, Nicolette W de Jong, Geunwoong Noh, Eun Ha Jang, Mariona Pascal, Olga Dominguez, Mònica Piquer, Montserrat Alvaro, Rosa Jimenez-Feijoo, Jaime Lozano, Adriana Machinena	**Título:**	Abstracts from the Food Allergy and Anaphylaxis Meeting 2016
Site:	PMC		

[s80] - https://pmc.ncbi.nlm.nih.gov/articles/PMC5647120/

Autor:	Gauree G Konijeti, NaMee Kim, James D Lewis, Shauna Groven, Anita Chandrasekaran, Sirisha Grandhe, Caroline Diamant, Emily Singh, Glenn Oliveira, Xiaoyun Wang, Bhuvan Molparia, Ali Torkamani	**Título:**	Efficacy of the Autoimmune Protocol Diet for Inflammatory Bowel Disease
DOI:	10.1097/MIB.0000000000001221	**Data:**	2017 Aug 29
Site:	PubMed Central (PMC)	**Editora:**	Inflammatory Bowel Diseases

[s81] - https://pmc.ncbi.nlm.nih.gov/articles/PMC9817715/

Autor:	Aditi Saha, Isabella Dreyfuss, Humaira Sarfraz, Mark Friedman, Joseph Markowitz	**Título:**	Dietary Considerations for Inflammatory Bowel Disease Are Useful for Treatment of Checkpoint Inhibitor-Induced Colitis
por:	H. Lee Moffitt Cancer Center and Research Institute	**DOI:**	10.3390/cancers15010084
Data:	2022 Dec 23	**Site:**	PubMed Central (PMC)
Editora:	MDPI		

[s82] - https://pmc.ncbi.nlm.nih.gov/articles/PMC5647120/

Autor:	Gauree G Konijeti, NaMee Kim, James D Lewis, Shauna Groven, Anita Chandrasekaran, Sirisha Grandhe, Caroline Diamant, Emily Singh, Glenn Oliveira, Xiaoyun Wang, Bhuvan Molparia, Ali Torkamani	**Título:**	Efficacy of the Autoimmune Protocol Diet for Inflammatory Bowel Disease
DOI:	10.1097/MIB.0000000000001221	**Data:**	2017 Aug 29
Site:	PubMed Central (PMC)	**Editora:**	Inflammatory Bowel Diseases

[s83] - https://pmc.ncbi.nlm.nih.gov/articles/PMC8955724/

Autor:	Panagiotis Stoiloudis, Evangelia Kesidou, Christos Bakirtzis, Styliani-Aggeliki Sintila, Natalia Konstantinidou, Marina Boziki, Nikolaos Grigoriadis	**Título:**	The Role of Diet and Interventions on Multiple Sclerosis: A Review
por:	2nd Department of Neurology, AHEPA Hospital, Faculty of Health Sciences, Aristotle University of Thessaloniki, 54636 Thessaloniki, Greece	**DOI:**	10.3390/nu14061150
Data:	2022 Mar 9	**Site:**	PubMed Central (PMC)
Editora:	Nutrients		

[s84] - https://pmc.ncbi.nlm.nih.gov/articles/PMC8620243/

Autor:	Camilla Barbero Mazzucca, Davide Raineri, Giuseppe Cappellano, Annalisa Chiocchetti	**Título:**	How to Tackle the Relationship between Autoimmune Diseases and Diet: Well Begun Is Half-Done
por:	Università del Piemonte Orientale	**DOI:**	10.3390/nu13113956
Data:	2021 Nov 5	**Site:**	PubMed Central (PMC)

[s85] - https://pmc.ncbi.nlm.nih.gov/articles/PMC6592837/

Autor:	Robert D Abbott, Adam Sadowski, Angela G Alt	**Título:**	Efficacy of the Autoimmune Protocol Diet as Part of a Multi-disciplinary, Supported Lifestyle Intervention for Hashimoto's Thyroiditis
DOI:	10.7759/cureus.4556	**Data:**	2019 Apr 27
Site:	PubMed Central (PMC)	**Editora:**	Cureus

[s86] - https://www.ncbi.nlm.nih.gov/pmc/articles/PMC8464906/

Autor:	Carlijn A Wagenaar, Marieke van de Put, Michelle Bisschops, Wendy Walrabenstein, Catharina S de Jonge, Hilde Herrema, Dirkjan van Schaardenburg	**Título:**	The Effect of Dietary Interventions on Chronic Inflammatory Diseases in Relation to the Microbiome: A Systematic Review
DOI:	10.3390/nu13093208	**Data:**	2021 Sep 15
Site:	PubMed Central (PMC)	**Editora:**	Nutrients

[s87] - https://pmc.ncbi.nlm.nih.gov/articles/PMC8620243/

Autor:	Camilla Barbero Mazzucca, Davide Raineri, Giuseppe Cappellano, Annalisa Chiocchetti	**Título:**	How to Tackle the Relationship between Autoimmune Diseases and Diet: Well Begun Is Half-Done
por:	Università del Piemonte Orientale	**DOI:**	10.3390/nu13113956
Data:	2021 Nov 5	**Site:**	PubMed Central (PMC)
Editora:	MDPI		

[s88] - https://pmc.ncbi.nlm.nih.gov/articles/PMC7284442/

Autor: Chiara Gioia, Bruno Lucchino, Maria Grazia Tarsitano, Cristina Iannuccelli, Manuela Di Franco
Título: Dietary Habits and Nutrition in Rheumatoid Arthritis: Can Diet Influence Disease Development and Clinical Manifestations?
por: Sapienza University of Rome
DOI: 10.3390/nu12051456
Data: 2020 May 18
Site: PubMed Central (PMC)
Editora: Nutrients

[s89] - https://pmc.ncbi.nlm.nih.gov/articles/PMC10496934/

Autor: Shubhangi Singh, Swarupa Chakole, Suyash Agrawal, Nidhi Shetty, Roshan Prasad, Tejaswee Lohakare, Mayur Wanjari, Seema Yelne
Título: A Comprehensive Review of Upper Gastrointestinal Symptom Management in Autoimmune Gastritis: Current Insights and Future Directions
por: Jawaharlal Nehru Medical College, Datta Meghe Institute of Higher Education and Research, Wardha, IND
DOI: 10.7759/cureus.43418
Data: 2023 Aug 13
Site: PubMed Central (PMC)
Editora: Cureus

[s90] - https://pmc.ncbi.nlm.nih.gov/articles/PMC8531728/

Autor: Tianyi Shao, Henu Kumar Verma, Babita Pande, Vincenzo Costanzo, Weibing Ye, Yuyan Cai, L V K S Bhaskar
Título: Physical Activity and Nutritional Influence on Immune Function: An Important Strategy to Improve Immunity and Health Status
DOI: 10.3389/fphys.2021.751374
Data: 2021 Oct 8
Site: PubMed Central (PMC)
Editora: Frontiers in Physiology

[s91] - https://pmc.ncbi.nlm.nih.gov/articles/PMC9772031/

Autor: Camelia Munteanu, Betty Schwartz
Título: The relationship between nutrition and the immune system
DOI: 10.3389/fnut.2022.1082500
Data: 2022 Dec 8
Site: PubMed Central (PMC)
Editora: Frontiers in Nutrition

[s92] - https://pmc.ncbi.nlm.nih.gov/articles/PMC8620243/

Autor: Camilla Barbero Mazzucca, Davide Raineri, Giuseppe Cappellano, Annalisa Chiocchetti
Título: How to Tackle the Relationship between Autoimmune Diseases and Diet: Well Begun Is Half-Done
por: Università del Piemonte Orientale
DOI: 10.3390/nu13113956
Data: 2021 Nov 5
Site: PubMed Central (PMC)
Editora: MDPI

[s93] - https://pmc.ncbi.nlm.nih.gov/articles/PMC10496934/

Autor: Shubhangi Singh, Swarupa Chakole, Suyash Agrawal, Nidhi Shetty, Roshan Prasad, Tejaswee Lohakare, Mayur Wanjari, Seema Yelne
Título: A Comprehensive Review of Upper Gastrointestinal Symptom Management in Autoimmune Gastritis: Current Insights and Future Directions
por: Jawaharlal Nehru Medical College, Datta Meghe Institute of Higher Education and Research; Smt. Radhikabai Meghe Memorial College of Nursing, Datta Meghe Institute of Higher Education and Research; Shalinitai Meghe College of Nursing, Datta Meghe Institute of Higher Education and Research
DOI: 10.7759/cureus.43418
Data: 2023 Aug 13
Site: PubMed Central (PMC)
Editora: Cureus

[s94] - https://pmc.ncbi.nlm.nih.gov/articles/PMC9921002/

Autor: Sareen S Gropper
Título: The Role of Nutrition in Chronic Disease
por: Christine E. Lynn College of Nursing, Florida Atlantic University
DOI: 10.3390/nu15030664
Data: 2023 Jan 28
Site: PubMed Central (PMC)
Editora: Nutrients

[s95] - https://pmc.ncbi.nlm.nih.gov/articles/PMC8955724/

Autor: Panagiotis Stoiloudis, Evangelia Kesidou, Christos Bakirtzis, Styliani-Aggeliki Sintila, Natalia Konstantinidou, Marina Boziki, Nikolaos Grigoriadis
Título: The Role of Diet and Interventions on Multiple Sclerosis: A Review
por: 2nd Department of Neurology, AHEPA Hospital, Faculty of Health Sciences, Aristotle University of Thessaloniki
DOI: 10.3390/nu14061150
Data: 2022 Mar 9
Site: PubMed Central (PMC)
Editora: MDPI

[s96] - https://pmc.ncbi.nlm.nih.gov/articles/PMC9721046/

Autor: Ewa Czubek, Klaudia Alcer, Mirjana Varjacic, Piotr Romaniuk
Título: The importance and effectiveness of nutritional counselling in patients with autoimmune thyroid diseases in Poland
por: Medical University of Silesia, University of Kragujevac, National Library of Medicine (NLM), National Institutes of Health (NIH), Department of Health and Human Services (HHS)
DOI: 10.1186/s12962-022-00397-6
Data: 2022 Dec 5
Site: PubMed Central (PMC)
Editora: Cost Effectiveness and Resource Allocation : C/E

[s97] - https://pmc.ncbi.nlm.nih.gov/articles/PMC8620243/

Autor:	Camilla Barbero Mazzucca, Davide Raineri, Giuseppe Cappellano, Annalisa Chiocchetti	**Título:**	How to Tackle the Relationship between Autoimmune Diseases and Diet: Well Begun Is Half-Done
por:	Università del Piemonte Orientale	**DOI:**	10.3390/nu13113956
Data:	2021 Nov 5	**Site:**	PubMed Central (PMC)
Editora:	Nutrients		

[s98] - https://pmc.ncbi.nlm.nih.gov/articles/PMC2647073/

Autor:	Denise Holtzman, Jeanmarie Burke	**Título:**	Nutritional counseling in the chiropractic practice: a survey of New York practitioners
por:	New York Chiropractic College	**DOI:**	10.1016/j.jcme.2007.02.008
Data:	2007	**Site:**	PubMed Central (PMC)
Editora:	Journal of Chiropractic Medicine		

[s99] - https://www.myrescuemd.com/nutritionist-salt-lake-city-ut/

Título:	Registered Dietitian Nutritionist Salt Lake City,UT	**por:**	RescueMD
Data:	2024-11-21	**Site:**	myrescuemd.com
Editora:	RescueMD		

[s100] - https://www.mdpi.com/2072-6643/16/22/3961

Autor:	Aleksandra Anna Kajdas, Agnieszka Żebrowska, Anna Zalewska-Janowska, Aneta Czerwonogrodzka-Senczyna	**Título:**	The Role of Nutrition in the Pathogenesis and Treatment of Autoimmune Bullous Diseases—A Narrative Review
por:	Multidisciplinary Digital Publishing Institute	**DOI:**	10.3390/nu16223961
Data:	2024-11-20	**Site:**	mdpi.com
Editora:	Multidisciplinary Digital Publishing Institute		

[s101] - https://ods.od.nih.gov/factsheets/Selenium-HealthProfessional/

Título:	Selenium - Health Professional Fact Sheet	**por:**	Office of Dietary Supplements, National Institutes of Health (NIH)
Data:	Fri, 14 Feb 2025	**Site:**	ods.od.nih.gov

[s102] - https://pmc.ncbi.nlm.nih.gov/articles/PMC9101513/

Autor:	Yana Danailova, Tsvetelina Velikova, Georgi Nikolaev, Zorka Mitova, Alexander Shinkov, Hristo Gagov, Rossitza Konakchieva	**Título:**	Nutritional Management of Thyroiditis of Hashimoto
DOI:	10.3390/ijms23095144	**Data:**	2022 May 5
Site:	PubMed Central (PMC)	**Editora:**	International Journal of Molecular Sciences

[s103] - https://ods.od.nih.gov/factsheets/ImmuneFunction-HealthProfessional/

Título:	Dietary Supplements for Immune Function and Infectious Diseases - Health Professional Fact Sheet	**por:**	National Institutes of Health (NIH)
Data:	Sat, 15 Feb 2025	**Site:**	Office of Dietary Supplements (ODS)
Editora:	ods.od.nih.gov		

[s104] - https://pmc.ncbi.nlm.nih.gov/articles/PMC7213601/
Autor: Annelise Madison, Janice K Kiecolt-Glaser
Título: Stress, depression, diet, and the gut microbiota: human–bacteria interactions at the core of psychoneuroimmunology and nutrition
por: National Library of Medicine (NLM); National Institutes of Health (NIH)
DOI: 10.1016/j.cobeha.2019.01.011
Data: 2019 Mar 25
Site: PubMed Central (PMC)

[s105] - https://pmc.ncbi.nlm.nih.gov/articles/PMC9101513/
Autor: Yana Danailova, Tsvetelina Velikova, Georgi Nikolaev, Zorka Mitova, Alexander Shinkov, Hristo Gagov, Rossitza Konakchieva
Título: Nutritional Management of Thyroiditis of Hashimoto
DOI: 10.3390/ijms23095144
Data: 2022 May 5
Site: PubMed Central (PMC)
Editora: International Journal of Molecular Sciences

[s106] - https://pmc.ncbi.nlm.nih.gov/articles/PMC7284442/
Autor: Chiara Gioia, Bruno Lucchino, Maria Grazia Tarsitano, Cristina Iannuccelli, Manuela Di Franco
Título: Dietary Habits and Nutrition in Rheumatoid Arthritis: Can Diet Influence Disease Development and Clinical Manifestations?
por: Dipartimento di Scienze Cliniche, Internistiche, Anestesiologiche e Cardiovascolari-Reumatologia, Sapienza University of Rome; Dipartimento di Medicina Sperimentale, Sapienza University of Rome
DOI: 10.3390/nu12051456
Data: 2020 May 18
Site: PubMed Central (PMC)
Editora: Nutrients

[s107] - https://pmc.ncbi.nlm.nih.gov/articles/PMC5647120/
Autor: Gauree G Konijeti, NaMee Kim, James D Lewis, Shauna Groven, Anita Chandrasekaran, Sirisha Grandhe, Caroline Diamant, Emily Singh, Glenn Oliveira, Xiaoyun Wang, Bhuvan Molparia, Ali Torkamani
Título: Efficacy of the Autoimmune Protocol Diet for Inflammatory Bowel Disease
DOI: 10.1097/MIB.0000000000001221
Data: 2017 Aug 29
Site: PubMed Central (PMC)

[s108] - https://pmc.ncbi.nlm.nih.gov/articles/PMC10057655/
Autor: Antonina Kurowska, Wojciech Ziemichód, Mariola Herbet, Iwona Pią tkowska-Chmiel
Título: The Role of Diet as a Modulator of the Inflammatory Process in the Neurological Diseases
por: Medical University of Lublin
DOI: 10.3390/nu15061436
Data: 2023 Mar 16
Site: PMC (PubMed Central)
Editora: MDPI

[s109] - https://pmc.ncbi.nlm.nih.gov/articles/PMC5426415/
Autor: Waqas Sami, Tahir Ansari, Nadeem Shafique Butt, Mohd Rashid Ab Hamid
Título: Effect of diet on type 2 diabetes mellitus: A review
Data: 2017 Apr-Jun
Site: PubMed Central (PMC)
Editora: International Journal of Health Sciences

[s110] - https://pmc.ncbi.nlm.nih.gov/articles/PMC10720671/
Autor: Anil Patani, Deepak Balram, Virendra Kumar Yadav, Kuang-Yow Lian, Ashish Patel, Dipak Kumar Sahoo
Título: Harnessing the power of nutritional antioxidants against adrenal hormone imbalance-associated oxidative stress
DOI: 10.3389/fendo.2023.1271521
Data: 2023 Nov 30
Site: PubMed Central (PMC)
Editora: Frontiers in Endocrinology

[s111] - https://pmc.ncbi.nlm.nih.gov/articles/PMC10176046/
Autor: Idris Zubairu Sadiq
Título: Lifestyle medicine as a modality for prevention and management of chronic diseases
DOI: 10.1016/j.jtumed.2023.04.001
Data: 2023 Apr 15
Site: PubMed Central (PMC)
Editora: Journal of Taibah University Medical Sciences

[s112] - https://www.ncbi.nlm.nih.gov/books/NBK540989/
Autor: Sarosh Vaqar, Karen B. Shackelford
Título: Pernicious Anemia
por: StatPearls Publishing
Data: 2023/05/08
Site: NCBI Bookshelf
Editora: StatPearls Publishing

[s113] - https://pmc.ncbi.nlm.nih.gov/articles/PMC9101513/
Autor: Yana Danailova, Tsvetelina Velikova, Georgi Nikolaev, Zorka Mitova, Alexander Shinkov, Hristo Gagov, Rossitza Konakchieva
Título: Nutritional Management of Thyroiditis of Hashimoto
DOI: 10.3390/ijms23095144
Data: 2022 May 5
Site: PubMed Central (PMC)
Editora: International Journal of Molecular Sciences

[s114] - https://pmc.ncbi.nlm.nih.gov/articles/PMC10880862/
Autor: Maria Nieves Garcia-Casal, Omar Dary, Maria Elena Jefferds, Sant-Rayn Pasricha
Título: Diagnosing anemia: Challenges selecting methods, addressing underlying causes, and implementing actions at the public health level
DOI: 10.1111/nyas.14996
Data: 2023 Apr 15
Site: PubMed Central (PMC)
Editora: Annals of the New York Academy of Sciences

[s115] - https://www.nia.nih.gov/health/healthy-eating-nutrition-and-diet/healthy-meal-planning-tips-older-adults
Título: Healthy Meal Planning: Tips for Older Adults
por: National Institute on Aging
Site: National Institute on Aging

[s116] - https://pmc.ncbi.nlm.nih.gov/articles/PMC5426415/

Autor:	Waqas Sami, Tahir Ansari, Nadeem Shafique Butt, Mohd Rashid Ab Hamid	**Título:**	Effect of diet on type 2 diabetes mellitus: A review
por:	Universiti Malaysia Pahang; Majmaah University; King Abdulaziz University	**Data:**	2017 Apr-Jun
Site:	PubMed Central (PMC)	**Editora:**	International Journal of Health Sciences

Fontes de imagem

As imagens não listadas são de criação própria ou foram adquiridas com licença apropriada. Todos os direitos estão reservados para essas imagens.

Para todas as outras imagens listadas aqui:
Nenhuma das imagens foi modificada, apenas a resolução foi ajustada. Na versão eBook, as imagens foram compiladas em colagens numeradas. Todas as imagens permanecem sujeitas à sua licença original e são usadas de acordo com seus respectivos termos de licença. Se você descobrir erros de atribuição ou outras discrepâncias, entre em contato conosco.

Data da revisão final da imagem: 2025-02-19.

Licença utilizada

CC0	http://creativecommons.org/publicdomain/zero/1.0/deed.en

Créditos de imagem

[i1] - 001_001_001_image_mikrobiota.jpeg
https://upload.wikimedia.org/wikipedia/commons/6/6c/Bacteroides_biacutis_01.jpg

Date:	2007-03-29	**por:**	Angusmclellan
Artista:	US gov	**License:**	Public domain

[i2] - 001_001_001_image_immunzelle.jpeg
https://upload.wikimedia.org/wikipedia/commons/8/82/SEM_blood_cells.jpg

Date:	Date	**por:**	Tm
Artista:	Bruce Wetzel (photographer). Harry Schaefer (photographer)	**License:**	Public domain

[i3] - 001_001_001_image_omega3fettsaeuren.jpeg
https://upload.wikimedia.org/wikipedia/commons/f/fb/Sunsplash_omega3_leinsameno.jpg

Date:	2005-08-07	**por:**	VisualBeo
Artista:	Christian H.	**License:**	Public domain

[i4] - 001_001_002_image_antioxidantien.jpeg
https://upload.wikimedia.org/wikipedia/commons/3/3c/Glutathione-3D-vdW.png

Date:	2007-06-24	**por:**	dodekairaamen
Artista:	Ben Mills	**License:**	Public domain

[i5] - 001_001_002_image_kurzkettige_fettsaeuren.jpeg
https://upload.wikimedia.org/wikipedia/commons/3/32/Valeric-acid-3D-balls-B.png

Date:	2010-08-01	**por:**	Jynto
License:	Public domain		

[i6] - 001_001_003_image_phytonaehrstoffe.jpeg
https://upload.wikimedia.org/wikipedia/commons/4/46/Bureau_of_Chemistry_Phytochemical_Laboratory_-_DPLA_-_4c67f498d16765ead99c84938171cff4.jpg

Date:	1916	**por:**	DPLA bot
Artista:	United States. Food and Drug Administration	**License:**	Public domain

[i7] - 001_002_001_image_huelsenfruechte.jpeg
https://upload.wikimedia.org/wikipedia/commons/e/e7/Various_legumes.jpg

Date:	2013-12-13	**por:**	FarnhamJ
Artista:	Keith Weller, Agricultural Research Service, USDA	**License:**	Public domain

[i8] - 001_002_001_image_transfette.jpeg
https://upload.wikimedia.org/wikipedia/commons/d/d4/Avoiding_Trans_Fat.png

Date:	2015-06-11	**por:**	Reginarolague
Artista:	The U.S. Food and Drug Administration	**License:**	Public domain

[i9] - 001_002_001_image_naehrstoffdefizit.jpeg
https://upload.wikimedia.org/wikipedia/commons/2/26/Pink_dandelion.jpg

Date:	2013-10-31	**por:**	Natr
License:	CC0		

[i10] - 001_002_002_image_meeresfruechte.jpeg
https://upload.wikimedia.org/wikipedia/commons/4/45/Seafood_Linguine_%40_the_Caledonian_Hotel%2C_North_Adelaide_20240903-130351.jpg

Date:	2024-09-03	**por:**	RegionVisitor90
License:	CC0		

[i11] - 001_002_002_image_olivenoel.jpeg
https://upload.wikimedia.org/wikipedia/commons/9/9e/Olive_Oil_%28Unsplash%29.jpg

Date:	2016-09-27	**por:**	Fae
Artista:	robertina	**License:**	CC0

[i12] - 001_002_002_image_tumornekrosefaktoralpha.jpeg
https://upload.wikimedia.org/wikipedia/commons/d/d0/TNF-alpha.png

Date:	2009-05-15	**por:**	Doxepine
License:	Public domain		

[i13] - 001_002_002_image_vollkornprodukte.jpeg
https://upload.wikimedia.org/wikipedia/commons/f/f5/QuinoaGrains.jpg

Date:	2008-04-09	**por:**	Ben pcc
Artista:	User:Ben_pcc	**License:**	Public domain

[i14] - 001_002_003_image_ingwer.jpeg
https://upload.wikimedia.org/wikipedia/commons/a/a2/Ginger-cross-section.jpg

Date:	31 March 2007	**por:**	Snarkmaster
License:	Public domain		

[i15] - 001_002_003_image_zimt.jpeg
https://upload.wikimedia.org/wikipedia/commons/d/db/Cinnamon_sticks_%282%29.jpg

Date:	2024-04-09	**por:**	Fumikas Sagisavas
License:	CC0		

[i16] - 001_003_002_image_hashimotothyreoiditis.jpeg
https://upload.wikimedia.org/wikipedia/commons/f/f9/Hashimoto_Thyroiditis.jpg

Date:	2010-08-30	**por:**	Schomynv
License:	Public domain		

[i17] - 001_003_002_image_interleukin2.jpeg
https://upload.wikimedia.org/wikipedia/commons/8/87/IL2_Crystal_Structure.png

Date:	2006-10-12	**por:**	Sedmic
Artista:	Ramin Herati	**License:**	Public domain

[i18] - 001_003_002_image_lymphozyt.jpeg
https://upload.wikimedia.org/wikipedia/commons/8/89/SEM_Lymphocyte.jpg

Date:	1976-09-20	**por:**	DO11.10
License:	Public domain		

[i19] - 001_003_003_image_carotinoide.jpeg
https://upload.wikimedia.org/wikipedia/commons/1/14/Pumpkin_Pie.jpg

Date:	2012-03-11	**por:**	Jean-Frédéric
Artista:	Peggy Greb	**License:**	Public domain

[i20] - 002_001_001_image_eier.jpeg
https://upload.wikimedia.org/wikipedia/commons/8/8f/Eggs_and_French_fries.jpg

Date:	2023-09-11	**por:**	Doglover41
License:	CC0		

[i21] - 002_001_001_image_kokosoel.jpeg
https://upload.wikimedia.org/wikipedia/commons/2/2a/JUKEG_COCONUT_OIL.jpg

Date:	2024-09-12	**por:**	Jukegventures
License:	CC0		

[i22] - 002_001_001_image_leber.jpeg
https://upload.wikimedia.org/wikipedia/commons/6/67/Beef%2BLiver.jpg

Date:	2024-07-19	**por:**	Lucia Skhosana
Artista:	Unknown authorUnknown author	**License:**	CC0

[i23] - 002_001_001_image_spinat.jpeg
https://upload.wikimedia.org/wikipedia/commons/2/25/Classic_spinach_salad.jpg

Date:	2024-04-16	**por:**	Valereee
License:	CC0		

[i24] - 002_001_003_image_blutzuckerspiegel.jpeg
https://upload.wikimedia.org/wikipedia/commons/f/f7/Testing_Blood_Sugar_Levels.jpg

Date:	2015-05-20	**por:**	Laurajohnson09
Artista:	Reversing Your Diabetes Today	**License:**	CC0

[i25] - 002_001_003_image_gemuesesmoothie.jpeg
https://upload.wikimedia.org/wikipedia/commons/0/0c/Kiwi_Smoothie.jpg

Date:	2018-05-15	**por:**	LukeTriton
Artista:	rawpixel.com	**License:**	CC0

[i26] - 002_001_003_image_naehrstoffzufuhr.jpeg
https://upload.wikimedia.org/wikipedia/commons/1/19/Diet-ge013ccb43_1920.jpg

Date:	2015-01-31	**por:**	Billy593pts
Artista:	Stevepb	**License:**	CC0

[i27] - 002_001_003_image_proteinpulver.jpeg
https://upload.wikimedia.org/wikipedia/commons/1/1b/Osaka_protein_shaker.jpg

Date:	2011-03-08	**por:**	Karnaz
License:	CC0		

[i28] - 002_001_003_image_heisshungerattacken.jpeg
https://upload.wikimedia.org/wikipedia/commons/d/d2/Cravings_%28Unsplash%29.jpg

Date:	Taken	**por:**	Fae
Artista:	brookelark	**License:**	CC0

[i29] - 002_002_001_image_vitamin_a.jpeg
https://upload.wikimedia.org/wikipedia/commons/9/9e/Retinol_3D_balls.png
Date: 2011-06-15 **por:** Jynto
License: CC0

[i30] - 002_002_001_image_betacarotin.jpeg
https://upload.wikimedia.org/wikipedia/commons/6/65/Beta-Carotene-3D-spacefill.png
Date: 2011-01-27 **por:** Jynto
License: CC0

[i31] - 002_002_001_image_einwecken.jpeg
https://upload.wikimedia.org/wikipedia/commons/4/43/Strawberry_jam_%28home_preservation%29.jpg
Date: 2016-04-27 **por:** Ser Amantio di Nicolao
Artista: Nutrition, Food Safety & Health **License:** CC0

[i32] - 002_002_001_image_kohlendioxid.jpeg
https://upload.wikimedia.org/wikipedia/commons/3/35/Carbon_dioxide_structure.png
Date: 2/21/10 **por:** Benji9072
License: Public domain

[i33] - 002_002_002_image_brokkoli.jpeg
https://upload.wikimedia.org/wikipedia/commons/4/4f/Basket_of_broccoli_in_Singapore_market.jpg
Date: 2009-09-05 **por:** File Upload Bot (Magnus Manske)
Artista: David **License:** Public domain

[i34] - 002_002_002_image_leinoel.jpeg
https://upload.wikimedia.org/wikipedia/commons/9/9e/Flaxseed_is_fed_into_a_battery_of_five-roller_grinders%2C_the_first_step_in_extracting_linseed_oil_-_NARA_-_283916.jpg
Date: circa **por:** US National Archives bot
Artista: class="fn value"> Unknown authorUnknown author or not provided **License:** Public domain

[i35] - 002_002_002_image_walnuss.jpeg
https://upload.wikimedia.org/wikipedia/commons/1/1b/Juglans_regia_2009_G2.jpg
Date: 2009-06-25 **por:** George Chernilevsky
License: Public domain

[i36] - 002_002_003_image_chutney.jpeg
https://upload.wikimedia.org/wikipedia/commons/b/bb/Jars_of_Welsh_chutney_and_preserves.jpg
Date: 2010-09 **por:** Vouliagmeni
License: Public domain

[i37] - 002_002_003_image_kefir.jpeg
https://upload.wikimedia.org/wikipedia/commons/2/25/Kefir-insieme.jpg
Date: 2007-09-09 **por:** Bermas66~commonswiki
Artista: Bermas66 **License:** Public domain

[i38] - 002_002_003_image_kimchi.jpeg
https://upload.wikimedia.org/wikipedia/commons/b/b2/Kimchi_pancake_-_Korpan_2023-07-03.jpg
Date: 2023-07-03 **por:** Onthewings
Artista: Andy Li **License:** CC0

[i39] - 002_002_003_image_sauerkraut.jpeg
https://upload.wikimedia.org/wikipedia/commons/6/61/German_sausages_in_Tokyo%2C_plus_sauerkraut_and_mustard.jpg
Date: 3 October 2020 **por:** Syced
License: CC0

[i40] - 002_003_001_image_daempfen.jpeg
https://upload.wikimedia.org/wikipedia/commons/6/6a/Steaming_frozen_food_1.jpg

Date:	4 April 2009, 11:52:49	**por:**	Sameboat
License:	Public domain		

[i41] - 002_003_001_image_vitamin_c.jpeg
https://upload.wikimedia.org/wikipedia/commons/d/dd/Vitamin_C_%281989_calendar_march%29.jpg

Date:	1989-01	**por:**	Fae
Artista:	Bill Branson (Photographer)	**License:**	Public domain

[i42] - 002_003_001_image_mikrowellenkochen.jpeg
https://upload.wikimedia.org/wikipedia/commons/6/6d/Stove_oven_combination_and_microwave_oven.jpg

Date:	2010-01-16	**por:**	Northamerica1000
Artista:	Tomwsulcer	**License:**	CC0

[i43] - 002_003_002_image_blanchieren.jpeg
https://upload.wikimedia.org/wikipedia/commons/e/e9/Blanched_almonds.jpg

Date:	2009-10-26	**por:**	Nadiatalent
License:	Public domain		

[i44] - 002_003_003_image_einfrieren.jpeg
https://upload.wikimedia.org/wikipedia/commons/4/47/Refrigerator_with_frozen_foods_in_Sailor_House_%281%29.jpg

Date:	2022-02-19	**por:**	Onthewings
Artista:	Andy Li	**License:**	CC0

[i45] - 002_003_003_image_eintoepfe.jpeg
https://upload.wikimedia.org/wikipedia/commons/4/41/Cream_Stew_001.jpg

Date:	2021-07-20	**por:**	Ocdp
License:	CC0		

[i46] - 002_003_003_image_vorkochen.jpeg
https://upload.wikimedia.org/wikipedia/commons/7/70/Cooking_pot_MET_me34_107_27.jpg

Date:	circa III–VII century A.D.	**por:**	Pharos
License:	CC0		

[i47] - 003_001_001_image_ballaststoffe.jpeg
https://upload.wikimedia.org/wikipedia/commons/3/3d/Fruit%2C_Vegetables_and_Grain_NCI_Visuals_Online.jpg

Date:	1989	**por:**	Lobo
Artista:	Unknown authorUnknown author	**License:**	Public domain

[i48] - 003_001_002_image_proteinprofil.jpeg
https://upload.wikimedia.org/wikipedia/commons/7/77/FDA_Center_for_Food_Safety_%26_Applied_Nutrition_%28CFSAN%29_6540_%288754867859%29.jpg

Date:	2013-04-10	**por:**	Vanished Account Byeznhpyxeuztibuo
Artista:	The U.S. Food and Drug Administration	**License:**	Public domain

[i49] - 003_002_001_image_autoimmunthyreoiditis.jpeg
https://upload.wikimedia.org/wikipedia/commons/d/df/Histopathology_of_non-specific_chronic_thyroiditis.jpg

Date:	2023-01-08	**por:**	Mikael Häggström
License:	CC0		

[i50] - 003_002_001_image_pemphigus.jpeg
https://upload.wikimedia.org/wikipedia/commons/8/87/Pemphigus_vulgaris.jpg

Date:	2024-11-24	**por:**	Sajid Sharif
License:	CC0		

[i51] - 003_002_002_image_nahrungsmittelallergen.jpeg
https://upload.wikimedia.org/wikipedia/commons/b/bb/Hives_on_back.jpg

Date:	2008-07-22	**por:**	Brigban
Artista:	DLdoubleE	**License:**	Public domain

[i52] - 003_003_001_image_stevia_rebaudiana.jpeg
https://upload.wikimedia.org/wikipedia/commons/0/0f/Stevia_rebaudiana_%28potted_plant%29.jpg

Date:	2010-10-17	**por:**	Gabriela Ruellan
Artista:	Gabriela F. Ruellan	**License:**	CC0

[i53] - 003_003_002_image_buchweizen.jpeg
https://upload.wikimedia.org/wikipedia/commons/e/e1/Fagopyrum_sagittatum.jpg

Date:	2008-09-04	**por:**	Atilin
License:	Public domain		

[i54] - 003_003_002_image_quinoa.jpeg
https://upload.wikimedia.org/wikipedia/commons/1/16/Bolivian_tricolor_quinoa_%282%29.jpg

Date:	2024-04-09	**por:**	Fumikas Sagisavas
License:	CC0		

[i55] - 003_003_002_image_sorghum.jpeg
https://upload.wikimedia.org/wikipedia/commons/d/df/Sorghum.jpg

Date:	before	**por:**	Slomox
Artista:	Larry Rana, USDA	**License:**	Public domain

[i56] - 003_003_002_image_hirse.jpeg
https://upload.wikimedia.org/wikipedia/commons/f/f0/Grain_millet%2C_early_grain_fill%2C_Tifton%2C_7-3-02.jpg

Date:	2005-10-29	**por:**	Dlanglois
License:	Public domain		

[i57] - 003_003_003_image_cashew.jpeg
https://upload.wikimedia.org/wikipedia/commons/4/4d/Macadamia_nut_milk_1.jpg

Date:	2022-06-13	**por:**	Mx. Granger
License:	CC0		

[i58] - 003_003_003_image_erbse.jpeg
https://upload.wikimedia.org/wikipedia/commons/8/85/Pea_protein_milk_with_yellow_split_peas.jpg

Date:	2020-07-26	**por:**	Mx. Granger
License:	CC0		

[i59] - 003_003_003_image_hafer.jpeg
https://upload.wikimedia.org/wikipedia/commons/3/3a/Field_with_mixed_intercropping_of_oat_and_rye.jpg

Date:	2018-07-10	**por:**	W.carter
License:	CC0		

[i60] - 003_003_003_image_kokosnuss.jpeg
https://upload.wikimedia.org/wikipedia/commons/3/3d/Coconut_palm_trees_Limewashed_-_In_Coimbatore_District.jpg

Date:	2018-12-21	**por:**	Deadrat
Artista:	deadrat	**License:**	CC0

[i61] - 003_003_003_image_mandel.jpeg
https://upload.wikimedia.org/wikipedia/commons/4/4d/Almonds02.jpg

Date:	2006-08-09	**por:**	Danielle dk
Artista:	Danielle_dk	**License:**	Public domain

[i62] - 003_003_003_image_reis.jpeg
https://upload.wikimedia.org/wikipedia/commons/a/af/Rice_milk.jpg

Date:	2018-01-29	**por:**	Phonet
Artista:	Daniele Pellati	**License:**	CC0

[i63] - 003_003_003_image_sojabohne.jpeg
https://upload.wikimedia.org/wikipedia/commons/8/82/Soybean.USDA.jpg

Date:	2004-11-20	**por:**	Jurema Oliveira
License:	Public domain		

[i64] - 004_001_001_image_nahrungsmittel.jpeg
https://upload.wikimedia.org/wikipedia/commons/6/6d/Good_Food_Display_-_NCI_Visuals_Online.jpg

Date:	1988-12	**por:**	Lobo
Artista:	Unknown authorUnknown author	**License:**	Public domain

[i65] - 004_001_002_image_fluessigkeitsdiaet.jpeg
https://upload.wikimedia.org/wikipedia/commons/a/a8/Milk_Pitcher_With_Lid.jpg

Date:	2008-10-14	**por:**	Pitcherman
License:	Public domain		

[i66] - 004_001_002_image_mediterrane_diaet.jpeg
https://upload.wikimedia.org/wikipedia/commons/8/8b/Michael_Taylor_and_colleagues_visit_the_farm_stand_owned_by_the_Spear_family_in_Waldoboro.jpg

Date:	2013-08-18	**por:**	Darlenefrivera
Artista:	The U.S. Food and Drug Administration	**License:**	Public domain

[i67] - 004_001_003_image_nachtschattengewaechse.jpeg
https://upload.wikimedia.org/wikipedia/commons/8/8b/Brugmansia_lg.jpg

Date:	2005-04-20	**por:**	MattKingston~commonswiki
License:	Public domain		

[i68] - 004_002_003_image_cholesterin.jpeg
https://upload.wikimedia.org/wikipedia/commons/4/48/Cholesterol_molecule_skeletal.png

Date:	2011-08-04	**por:**	Jynto
License:	CC0		

[i69] - 004_002_003_image_multivitaminpraeparat.jpeg
https://upload.wikimedia.org/wikipedia/commons/2/23/New_Reference_Material_Can_Improve_testing_of_Multivitamin_Tablets_%285880985736%29.jpg

Date:	2009-02-10	**por:**	Vanished Account Byeznhpyxeuztibuo
Artista:	National Institute of Standards and Technology	**License:**	Public domain

[i70] - 004_003_001_image_blutbild.jpeg
https://upload.wikimedia.org/wikipedia/commons/e/e2/Blood_Types.jpg

Date:	2023-08-02	**por:**	Bondarev.gal
License:	CC0		

[i71] - 004_003_002_image_nahrungsergaenzungsmittel.jpeg
https://upload.wikimedia.org/wikipedia/commons/f/f1/Iodine_pills.jpg

Date:	2014-12-02	**por:**	Mx. Granger
License:	CC0		

[i72] - 004_003_003_image_ernaehrungsprotokoll.jpeg
https://upload.wikimedia.org/wikipedia/commons/d/df/Diary_of_Benjamin_Bennett_Briggs%2C_1849_%282863%29.jpg

Date:	1849	**por:**	Fae
Artista:	Briggs, Benjamin, fl. 1873-1879	**License:**	Public domain

[i73] - 004_003_003_image_chiropraktik.jpeg
https://upload.wikimedia.org/wikipedia/commons/e/e0/KARUNK%21_%288223029%29.jpg

Date:	Taken	**por:**	OptimusPrimeBot
Artista:	Bryan Gatchell	**License:**	Public domain

[i74] - 004_003_003_image_mineralstoff.jpeg
https://upload.wikimedia.org/wikipedia/commons/7/72/Minerals.jpg

Date:	2006-03-11	**por:**	Gap
Artista:	United States Geological Survey	**License:**	Public domain

[i75] - 005_001_001_image_lebensstil.jpeg
https://upload.wikimedia.org/wikipedia/commons/e/eb/Maintaining_a_healthy_lifestyle.jpg

Date:	2024-10-10	**por:**	Keyidin28
License:	CC0		

[i76] - 005_001_001_image_stressmanagement.jpeg
https://upload.wikimedia.org/wikipedia/commons/3/35/57th_RQS_PJs_perform_cold_exposure_training_with_Wim_Hof_Instructor_%287352074%29.jpg

Date:	Taken	**por:**	OptimusPrimeBot
Artista:	Brooke Keisler	**License:**	Public domain

[i77] - 005_001_002_image_fette.jpeg
https://upload.wikimedia.org/wikipedia/commons/f/fe/Nutrition_Facts_label_with_94%25_saturated_fat_per_serving.jpg

Date:	2014-04-17	**por:**	B137
License:	CC0		

[i78] - 005_001_002_image_gluten.jpeg
https://upload.wikimedia.org/wikipedia/commons/b/b3/Gluten_Sources.png

Date:	29 July 2007	**por:**	IKAl
Artista:	Photograph by Pdeitiker	**License:**	Public domain

[i79] - 005_001_002_image_kohlenhydrate.jpeg
https://upload.wikimedia.org/wikipedia/commons/0/00/KetoCal.jpg

Date:	2008-03-02	**por:**	Colin
License:	Public domain		

[i80] - 005_001_003_image_vitamin_d.jpeg
https://upload.wikimedia.org/wikipedia/commons/0/0a/Vitamin_D_SRM_%285941078390%29.jpg

Date:	2009-06-12	**por:**	Vanished Account Byeznhpyxeuztibuo
Artista:	National Institute of Standards and Technology	**License:**	Public domain

[i81] - 005_003_001_image_laborparameter.jpeg
https://upload.wikimedia.org/wikipedia/commons/0/0c/Barbara_Askins%2C_Chemist_-_GPN-2004-00022.jpg

Date:	1978	**por:**	BotMultichillT
Artista:	NASA	**License:**	Public domain

[i82] - 005_003_001_image_medizinische_untersuchungen.jpeg
https://upload.wikimedia.org/wikipedia/commons/d/dc/230525-F-AV821-202_-_USS_Oscar_Austin_%28DDG_79%29_Hospital_Corpsman_highlight_during_Formidable_Shield_2023.jpg

Date:	2023-05-25	**por:**	Noah Wulf
Artista:	Senior Airman Jan Valle	**License:**	Public domain

[i83] - 005_003_001_image_rote_blutkoerperchen.jpeg
https://upload.wikimedia.org/wikipedia/commons/5/5b/Red_blood_cells_infected_with_malaria.jpg

Date:	2016-03-30	**por:**	Iluvicedtea
Artista:	Rick Fairhurst and Jordan Zuspann, National Institute of Allergy and Infectious Diseases, National Institutes of Health	**License:**	Public domain

[i84] - 005_003_002_image_haemoglobin.jpeg
https://upload.wikimedia.org/wikipedia/commons/4/41/Hemoglobin-model-large-1.png

Date:	2021-10-28	**por:**	RFZYNSPY
License:	CC0		

[i85] - 005_003_002_image_blutsenkungsgeschwindigkeit.jpeg
https://upload.wikimedia.org/wikipedia/commons/9/9d/StaRRsed_pipet_array.jpg

Date:	2013-04-17	**por:**	MechESR
License:	CC0		

[i86] - 005_003_002_image_creaktives_protein.jpeg
https://upload.wikimedia.org/wikipedia/commons/f/f5/Computer-generated_image_of_the_structure_for_C-reactive_protein.jpg

Date:	2009-11-03	**por:**	Maureendberryhill
Artista:	National Institute of Standards and Technology	**License:**	Public domain

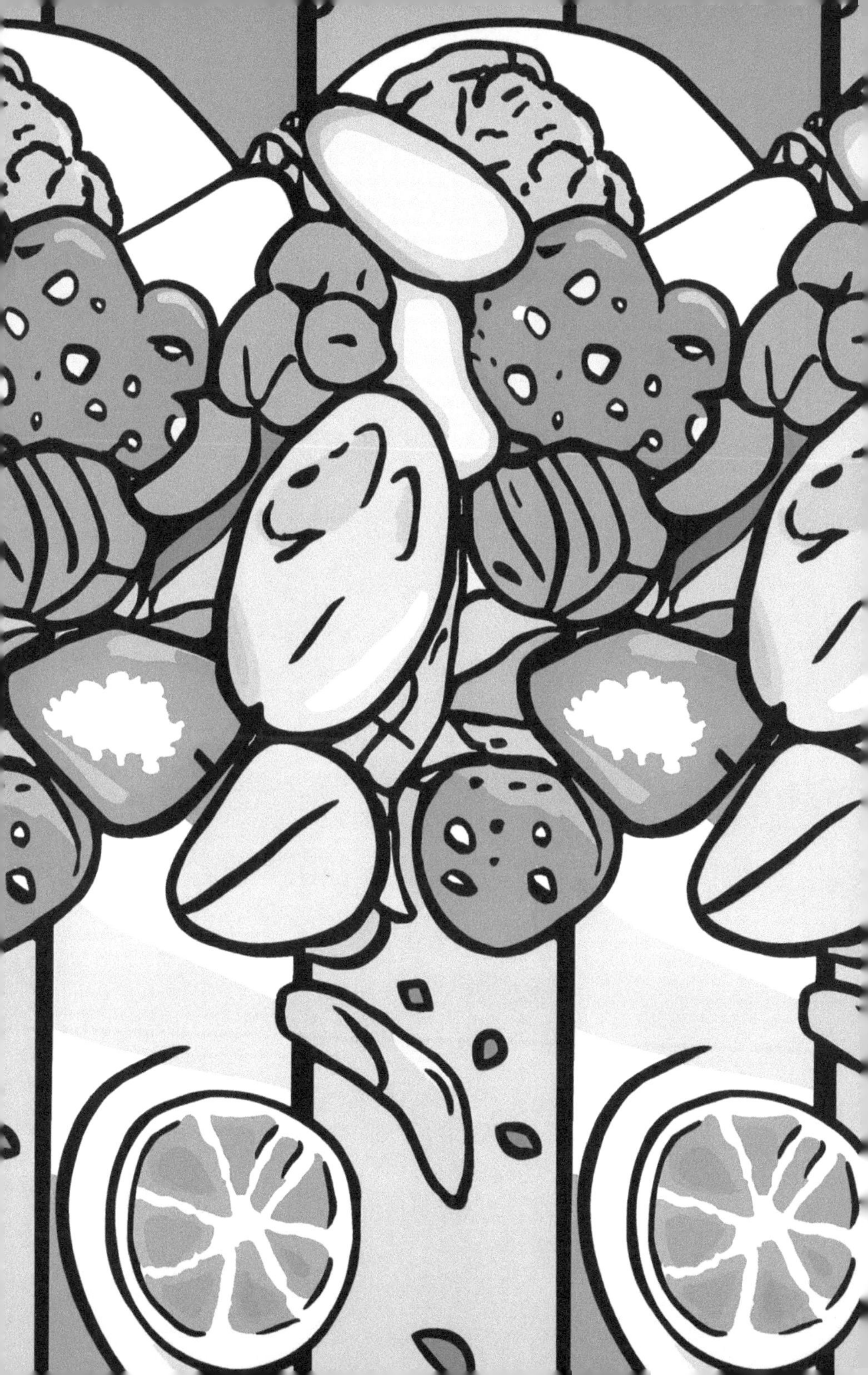

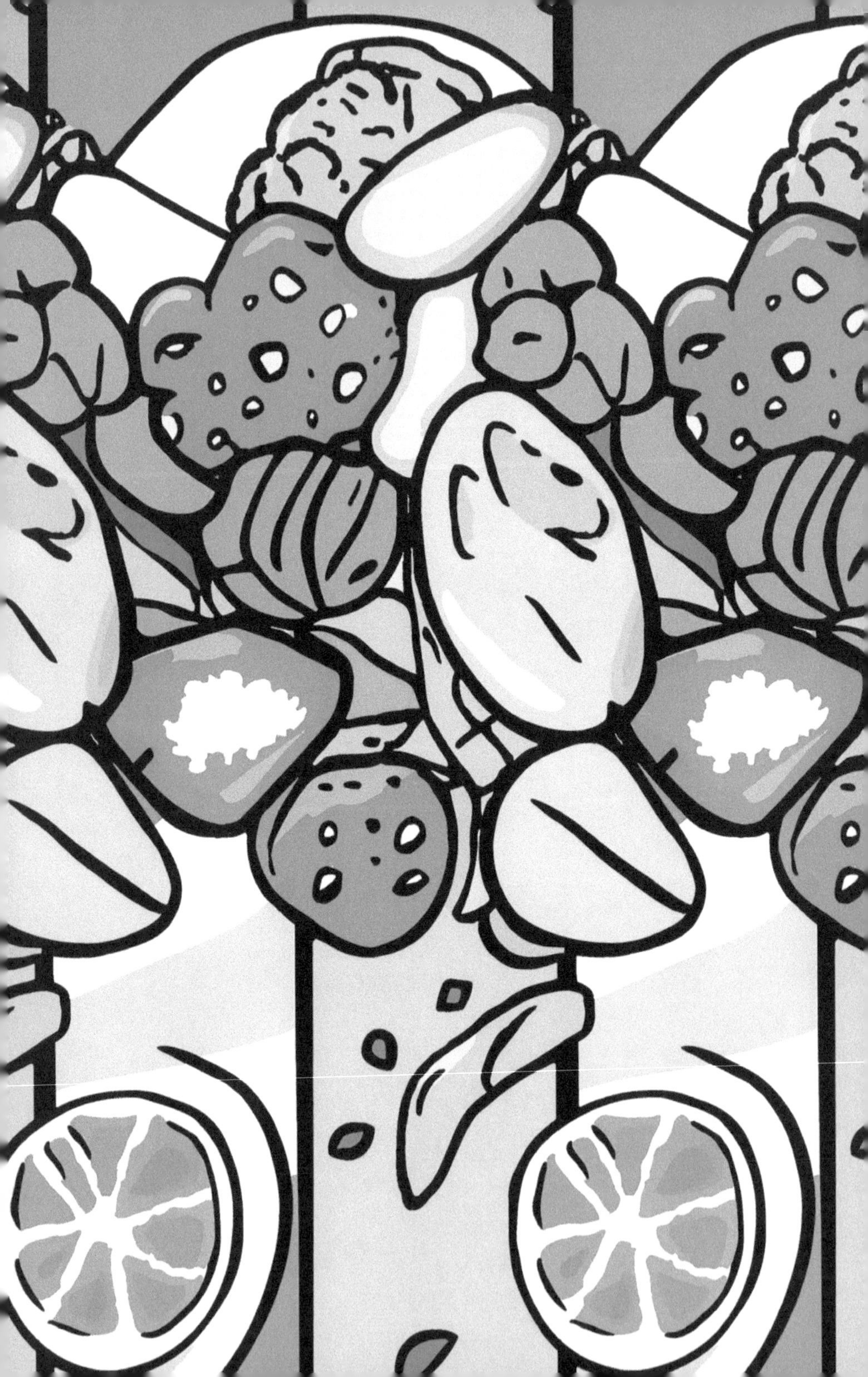

Kolibri 360 GmbH
Ferdinand-Jühlke-Straße 7
99095 Erfurt, Deutschland
produktsicherheit@kolibri360.de